SHODENSHA SHINSHO

「酵素」の謎

なぜ病気を防ぎ、寿命を延ばすのか

隆史

祥伝社新書

はじめに

酵素という存在は、近年の健康意識の高まりとともに、一般的にも知られるようになりました。ブームといってもいいでしょう。

しかし、その研究の歴史はまだ浅く、正しい「酵素栄養学」は、一九八五年にアメリカのエドワード・ハウエル博士が50年にわたり研究、発表した画期的な書物『Enzyme Nutrition（酵素栄養学）』に端《たん》を発しています。それから、今日まで30年も経《た》っていません。

そのため、酵素にはいまだ謎も多いのです。その数についても、最近までは人間の体には約3000種類の体内酵素があるといわれてきましたが、現在では2万種類を超えることがわかってきています（おそらく今後の研究で、まだまだ増えていくでしょう）。

また、酵素は生きた栄養素であり、捕《つか》まえにくく、定量計算も困難です。これらからもおわかりのように、酵素は未知なる部分が多く、その研究は発展途上です。

酵素栄養学は、量子力学（古典力学に代わる新しい運動法則から見出された力学）の範疇《はんちゅう》で、目に見えないクォーク（もっとも基本的な素粒子）の世界であり、最先端科学なのです。

そんなつかみどころのない酵素ですが、これだけは断言できます。

人間の寿命は「酵素の内在量に左右される」ということです。体内の酵素の多い少ないによって、病気になるかならないか、そして寿命は、長くも短くもなります。

日本で、酵素の重要性が知られ始めてから10年も経っていませんが、現在の酵素ブームの先鞭《せんべん》をつけたのは私と自負しています。二〇〇三年に『最強の福音！スーパー酵素医療』（グスコー出版）を刊行してから、酵素関係だけで出版点数は20冊以上にのぼります。

この先達《せんだつ》としての自負のもと、現在わかっている知識と情報を駆使して、酵素の謎を解き明かし、病気にならないためにはどうしたらよいのかを、やさしく紐解《ひもと》いていきます。

その過程で、酵素を減らす加熱食の危険性、玄米の誤った〝常識〟、最近見直されている腸の大きな役割などにも触れていきます。

終章では、実践編として、私のクリニックで実際に行なわれている酵素断食を、初心者向けにアレンジして、書き下ろしました。

本書で得られた知識を、ご家族など大切な人たちにもお伝えいただけたら、著者として、望外の喜びです。

二〇一三年二月

鶴見《つるみ》 隆史《たかふみ》

目次

第2章　人体における　酵素の働き

第3章 酵素を減らす 加熱食の危険性

第5章 体を蝕《むしば》む酵素を減らす食事

第6章　こうすれば簡単！　酵素を摂《と》る方法

終章　初心者のための 鶴見式・酵素断食

編集協力　田中澄人
図版作成　篠　宏行

序章　栄養学から見た病気の原因

「何を食べてもいい」というダメ医者

現在の日本の西洋医療の現状を見てみましょう。がんの手術をして退院する患者さんに「悪いところは全部取りました。これからは、もう何を食べてもいいですよ」と、担当医がアドバイスする姿はけっして珍しい光景ではありません。

これは一見《いっけん》患者思いのやさしい医者のように見えますが、退院後も再発、転移の恐怖と闘わなければならない患者さんにとっては、とんでもない無責任な医者といえます。酵素のみならず、栄養学の知識にもとぼしく、食と病気の関係に無関心でありすぎるからです。

せいぜいの忠告は「塩分摂取を控えてください」「タンパク質をしっかり摂《と》ってください」「魚の脂《あぶら》は体にいいので、なるべく摂ってください」など、戦後から続いている古臭い栄養指導をなぞっているにすぎません。

なぜ、西洋医療の医師にこのようなタイプが多いのでしょうか。理由を挙《あ》げればきりがありませんが、私の考えているところを簡単に述べてみます。

ひとつは小説やドラマでよく描かれる、医学界に構築されている徒弟《とてい》制度があります。〝親分〟である教授クラスの影響力です。影響力のあるボスが栄養学をほとんど知らず、おまけに栄養学を一段低く見なしていて、それに若い医局員が追従しているという構図です。

大学の医学部における教育にも問題があります。たとえば、心臓なら心臓、肺なら肺、脳なら脳のように、解剖学的に人体の部分ごとに機能や疾病《しっぺい》を教えるため、自分の専門分野の知識しか身につけられません。そういうことから、病気の原因を追究しない姿勢が身についてしまうのです。

医学部での6年間の講義で、栄養学の講義時間は、とても少なく不十分です。そのため、食物は栄養士の担当で自分たちの領分ではない、という意識も生じています。

さらに、現在の健康保険制度（点数制）による悪影響もあります。病気を正す治療法は、病院経営という面から見れば、儲《もう》けにならないからです。現在の医療は、病気を根本から治すのではなく、とにかく現在の症状を改善することが目的です。

要するに対症療法です。「早く病名を見つけ、薬を投与しろ」「原因など考えてはいけない。なったものを治すのが大事なのだ」ということです。

私にも経験があります。昔、ある教授に「この病気の原因は何でしょう？」と質問したら「そんなことは聞くな！」とえらく怒られたことがあります。西洋医療では、原因追究はタブーに等しいのです。悲しいけれど、これが現実です。

西洋医療の限界

西洋医学は、急性の病気と救急患者にはとても威力を発揮します。

たとえば、狭心症《きょうしんしょう》の患者がいて、狭くなった冠動脈を拡張して命を救う。白内障《はくないしょう》なら、混濁《こんだく》した水晶体の除去手術をする。また抗生物質を投与して、体内で暴れている細菌を抑《おさ》える。このように、今ある危機をすみやかに改善するには、西洋医療は欠かせません。

忙しい現代人には、このような急場を凌《しの》ぐ方法がフィットしており、西洋医療が医療の主流になっていったのでしょう。

しかし、です。慢性《まんせい》となるとこうした対症療法では、どうにもならないのです。効果を出せず、かえって病状を悪化させてしまうことになります。

シロアリに蝕《むしば》まれた家を例にしましょう。シロアリに壁が侵食されて崩れたとしたら、崩れた壁の部分、そこだけを修理するのが西洋医療です。しかし、シロアリはすでに土台から家を蝕んでいるのです。表面だけを直しても、いずれ家は崩れてしまいます。

これは、がんに侵《おか》された患者さんによく似ています。根本の原因を追究しない西洋医療の限界がここにあります。

なぜいけないのかを考えてみましょう。西洋医療は、急性疾患の治療ならともかく、慢性疾患の治療にも、根本原因を放置したままの薬漬《づ》けによる対症療法を主とした目先だけの治療を行なうからです。

その薬を飲み続けたあげくは副作用や余病（新しい病気）の発症です。その余病も、原因となった以前の病気より恐ろしく怖《こわ》いものになることが多いのです。今、日本ではこういう悲劇が繰《く》り返されています。

糖尿病患者の急増が示すもの

たとえば、胃潰瘍《かいよう》の薬を服用しつづけると何年か後に、がんになったり、糖尿病になったりします。また、抗がん剤を服用しつづけると、かえって深い部分に転移したり、新たにがんができることもあります。

抗生物質を服用しつづけると、カビ（真菌《しんきん》）が生《は》えたり、免疫《めんえき》力が弱くなったり、さらにはがんが生じたりします。副腎皮質《ふくじんひしつ》ホルモン剤（ステロイド剤）を服用しつづけると、感染症にかかりやすくなったりします。そして白内障になったり、骨粗鬆症《こつそしょうしょう》になったり、あげくのはてに突然死もあります。

このように、薬を服用しつづけると、新たな問題が起こりやすくなるのです。これは、是非知っておいていただきたい事実です。

実際に、西洋医療の治療で慢性病は治っていません。データを挙げておきます。日本の糖尿病患者は現在、予備軍も含めると2000万人を超えています。50年前の一九六〇年代初期はわずか3万人でした。がんは、約30年で2・5倍も増えています。アルツハイマー病も急増しています。二〇〇八年には200万人を超え、二〇二〇年

肥満傾向児の出現率

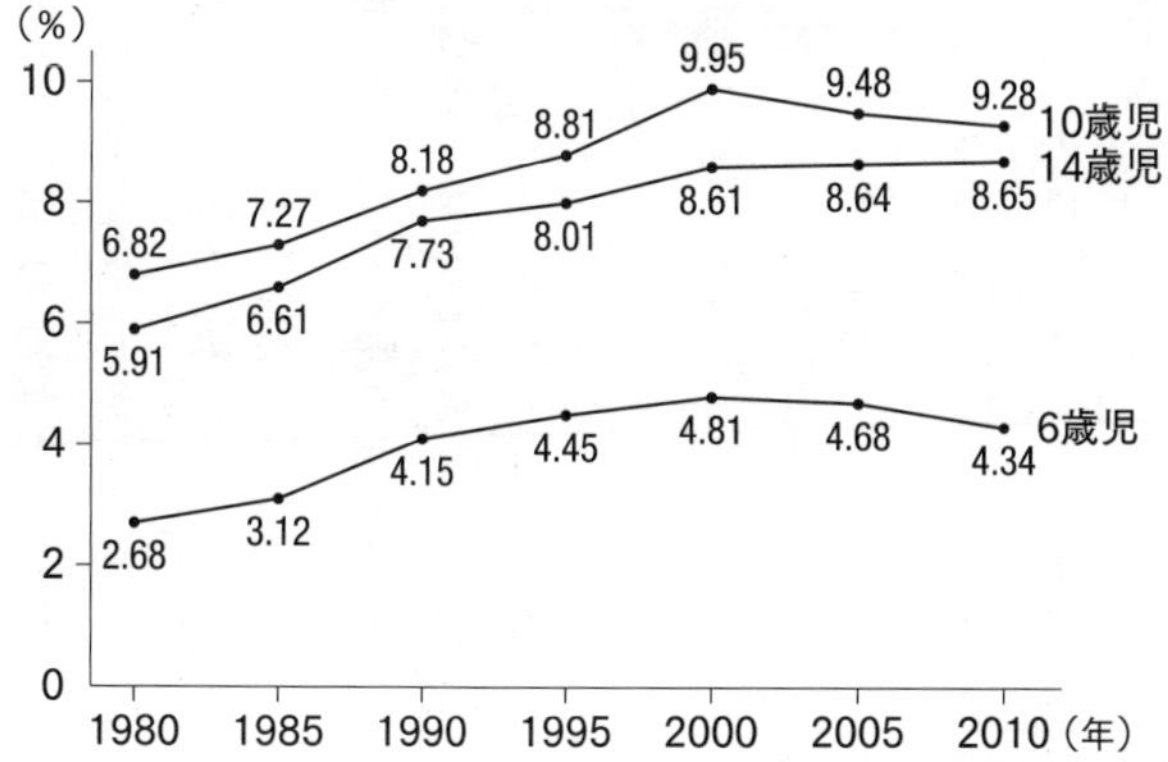

（文部科学省「学校保健統計調査」より）

には300万人に近づくと予想されています。

これらの数字は何を意味しているのでしょうか。病気は、対症療法の治療をしても治るわけではないということです。原因を正さなければ、病気は治らないのです。

すこし怖いデータを挙げてみます。日本の未来を担《にな》う子どもたちの現状です。実は、子どもの肥満が急増しています（上のグラフ）。また、視力の低下も惨状を呈《てい》しています。喘息《ぜんそく》の子どもも急増していて、小児がんは世界一です。

なかでも象徴的なデータが北里大学にあります。交通事故で亡くなった5歳児以下の54人を剖検《ぼうけん》（病理解剖）したところ、42人に動脈硬化があったといいます。なんとも背筋が寒くなるようなデータではありませんか。

何が、子どもたち（大人たちもですが）の病気を作っているのでしょうか。

なぜ、キャベツで喘息《ぜんそく》が治ったのか

私が考える病気の原因は、以下の三つです。

①食生活の乱れ
②強いストレス
③悪い環境と悪い生活習慣

この三つが人間の体を蝕む最大原因です。なかでも、現代の日本人が正さなければならないのは①です。食生活を無視しての治療というのはありえません。

食と病気の関係は、私の経験でも証明されています。

「人を本当に治したい」。西洋医療を学んでいた私は、ただその一点のためだけに大学に残らず、鍼《はり》、気功、ヒーリング、ヨガ、食養生《しょくようじょう》、漢方などに足を踏み入れ、医学の修業をしてきました。

食養生に関しては、30代にマクロビオティックを学び、指導もしてきました。もちろん私自身も実践していました。マクロビオティックとは玄米食、そして煮《に》たり炒《いた》めた菜食が中心の食養生です。

ほかにもさまざまな栄養学（分子栄養学）を学びましたが、このマクロビオティックの食事をしていた時が私の人生でもっとも体調が悪かった気がします。朝の目覚《めざ》めは悪く、腰は鉛《なまり》のように重く、時々頭痛がして、いつも疲れていました。

その後、いろいろ学ぶうちに一九九〇年代になり、酵素栄養学に行き着きました。食事は果物と生野菜が中心。それに、アメリカ発の酵素サプリも併用しました。それですべてが変わったのです。目覚めは良く、胃腸が良くなり、良い便が出始め、肩こりはなくなり、頭痛なども皆無、まったく疲れなくなりました。

玄米が悪いといっているのではありません。また煮野菜が悪いといっているのでもありません。しかし、炊《た》いた玄米や煮野菜には酵素がゼロなのです。酵素の存在しない食生活を行なえば、人間は必ず病気になる。これは、私が診《み》てきた多くの患者さんからも、自らの体験でも証明されています。

もうひとつ、私の原点ともいえるエピソードを紹介しましょう。

私は子どもの頃、小児喘息を患《わずら》っていました。10歳の頃、祖母がラジオの番組で「喘息にはキャベツがいい」と聞き、苦しんでいる私のために毎日の食事に生キャベツの千切りを出してくれるようになりました。ソースをかけたキャベツが意外に美味だったこともあり、私は朝に夕に大量のキャベツを食べまくりました。

喘息のおもな原因はアレルギーです。第4章でくわしく説明しますが、アレルギーは腸内の腐敗から発症します。その腸内環境の改善にキャベツが役立ったのでしょう。私の喘息はピタッと鳴りを潜《ひそ》めてしまいました。

ところが、それきり治まっていた喘息は私が高校に入学した時、久々に出たのです。その時の私の食事は、このようなものでした。

①トーストにマーガリンを塗って食べた
②肉入りのインスタントラーメンを食べた
③チョコレートや甘いものを食べた

この三つのどれかを食べた時には、必ず喘息の発作が出ました。三つを同時に食べた時などは大発作です。

なぜなら、これらの食品には腸内を腐敗させる成分がたっぷりと含まれていたからです。①はトランス脂肪酸、②はタンパク質と添加物、③はショ糖（砂糖）です。第5章では、これらの成分のリスクについて詳述します。

この「喘息は食事が悪い時に出る。食事を良くすると喘息は治る」という事実は、私自身の体験から学んだことです。この少年時代の体験は、私の現在の「酵素医療」の大きな基礎・基盤になっています。

医学の祖ヒポクラテスは、「火食（加熱食）は過食に通ず」といっています。過食が病気に通じるのは、現在では周知の事実ですが、２４００年以上も前に、この真実に言及しているのですから慧眼《けいがん》です。

そして、火食もまた病気に通じています。なぜなら、人間にとってもっとも重要な栄養素である「酵素」は、火で失われてしまうからです。

本書では、腸との関係、微小循環に絡《から》めながら、この「酵素」の謎を、わかりやすく説明していきます。

第1章　ここまでわかった！　酵素の謎

三大栄養素の役割

「なぜ、人間は食物を食べるのか」。実に根源的な問いです。あなたなら、どう答えますか。

その答えは、実にシンプルで「エネルギーを得て活動するため」です。摂取した栄養を生命エネルギーに変えながら、自分のコピー――つまり子孫のことですが――を作っていくのが生命の営《いとな》みです。

そのために必要なものはエネルギー源です。みなさんもよくご存知の糖質、タンパク質、脂質の三大栄養素がそれです。三大栄養素は、生命活動のための主力エネルギー源で、行動を起こすためのエネルギーや、ときには病気を退治するための免疫エネルギーになります。

糖質は、細胞内のミトコンドリアという、エネルギーを産生する動力に直接働きかけます。

タンパク質は、骨格や細胞組織や粘膜《ねんまく》粘液の原料になります。私たちの体は、タンパク質によって形作られているのです。また、ホルモンの調整や免疫の維持にも欠かせません。

脂質もエネルギー源ですが、細胞膜など生体膜の成分になります。ビタミンの運搬や体のさまざまな機能を調節するホルモン様物質であるプロスタグランディンの産生、細胞間の情報伝達を行なうサイトカイン（白血球など免疫システムの細胞から分泌されるタンパク質の総称）の産生などにきわめて重要です。

これら三大栄養素にビタミン、ミネラル、食物繊維を加えて六大栄養素となり、さらに水を加えて七大栄養素となります。

さらに、最近話題のポリフェノールやカロテノイドなどのファイトケミカル（植物中に存在する天然の化学物質。抗酸化力が強い）を加えて八大栄養素といわれています。これらの栄養素、特に三大栄養素は、自動車にたとえればガソリンのような存在です。

体は、栄養素だけでは動かない

自動車がガソリンを入れただけでは動かないのと同じように、私たちの体も、栄養素というガソリンを入れただけでは動かすことができません。外部から取り入れた食物から、体に必要なものを取り出して利用し、不要なものは排泄《はいせつ》しながら、絶えず新しい細胞に入れ替えているのです。

代謝《たいしゃ》とは一言でいえば「エネルギーの生産と消費」、難しくいえば「生命の維持のために有機体が行なう一連の化学反応」で、大きく分けて「異化」と「同化」に区分されます。

異化とは、わかりやすくいうと物質をバラバラにすることで、分子を小さな構成部分に分解してエネルギーを取り出す代謝過程です。炭水化物異化でいうと、細胞は取り込んだ糖を分解して二酸化炭素と水にします。この二酸化炭素と水は、廃棄物で体外に排泄されますが、異化の過程でさまざまな生命活動に必要なエネルギーを生み出すのです。

逆に同化過程は、器官や組織を「組み立てること」です。異化によって作り出されたエネルギーを使って、より単純な化合物から自身の体の部品を作り出す反応です。

同化によって細胞は成長、分化し、複雑な分子が構成され、個体は大きくなっていきます。骨の成長や筋肉の増加などがそうです。

生命エネルギーとは、炭水化物や脂肪、タンパク質によって生じる化学反応で、ある物質がほかの物質に変わるという化学反応こそが生命の正体です。

私たちの体は、生命のための一大化学工場なのです。健康とは、体という化学工場のシステムが順調に稼働している状態といってもよいでしょう。

100兆個の体内細胞が必要とする酵素

人間の体は、約100兆個（すこし前までは60兆個といわれていましたが、アメリカでは現在、60兆から100兆個と修正されています）の細胞で構成されています。

これら100兆個の細胞は、1個あたり100万回の異なった化学反応を行なっています。体のいたるところで、連続して起こっている、これらの化学反応は、仲立ちする「触媒《しょくばい》」の力を借りなければ成立しません。その触媒こそが「酵素」です。

先に紹介した三大栄養素が車のガソリンなら、酵素はバッテリーのような存在です。

人間を含めたあらゆる生物の体内で起こるすべての化学反応は、酵素なしで行なうことはできません。

植物なら種からの発芽、実《み》が熟すのも、葉が紅葉するのもすべて酵素の働きです。人間なら、息をすることも、まぶたを閉じることも、話すことも、聞くことも酵素の働きです。食べることも、そして食べたものを消化することも酵素なしでは何ひとつ行なえません。

エネルギーを作り出すことも、細胞の入れ替えも、組織の修復、有害な毒素（老廃物）の排泄も、すべて酵素の力なのです。そして、体内にある100兆個のすべての細胞が、酵素を必要としています。酵素がなければ、私たちは何もできず、その存在なくしては生きていくことができません。

酵素がいかに大事であるか、これでご理解いただけると思います。

酵素は、まさに「生命の光」（酵素研究の祖エドワード・ハウエル博士の言葉）そのものなのです。酵素は、九番目の栄養素と位置づけられていますが、ほかの栄養素と大きく違うのは、その神秘さと重要さの故《ゆえ》です。

酵素の役割

酵素を理解してもらうために、もうひとつ例を挙げましょう。

人間を家にたとえると、三大栄養素はすべて家の資材です。いい家を作るためには素材の吟味《ぎんみ》から始めなければなりません。ボロボロの素材では、いい家は建ちませんから。体に良い食材を摂る必要性がここにあります。

また、森の樹木をそのまま持ってきても、家は建ちません。太い柱や細い桟《さん》など、さまざまな建築部品を一度作り、それを組み合わせなければ、家はできません。良い家になるか悪い家になるかは、素材の質と組み合わせによります。

酵素は、これら素材の解体や組み合わせを行なう〝建築に携《たずさ》わる作業員〟です。その役割は多岐《たき》にわたり、ときには設計士であったり、大工だったりします。壁を作ったり、床にタイルを貼ったり、畳《たたみ》の部屋も作ります。排水などの水まわりも、いい家にはとても大事です。

作る時だけではありません。完成した家も時間が経てば傷《いた》んできます。水漏《も》れ、壁のひび割れなどが起きます。地震などで柱が折れるかもしれません。そんな時には補修工事をしますが、その工事にも、いい材料といい大工が必要です。その材料は、三大栄養素をはじめとする栄養素で、補修整備してくれる大工が酵素です。

さきほど、酵素を「触媒」と書きましたが、触媒とは何でしょう。角砂糖とマッチの火を使って説明してみます。

角砂糖にマッチの火をつけても、角砂糖は燃えません。しかし、角砂糖の上に「タバコの灰」を置いて火をつけると、角砂糖は炎を上げて燃え上がります。これは、「燃焼という化学反応」をタバコの灰が触媒として、仲立ちした例です。

触媒とは、このように、それ自身は変化しないまま、接触する周囲の物質の化学反応を早める物質です。男女が夫婦になる結婚を化学反応とすると、その仲人《なこうど》の役割をするのが酵素です。また、逆に解体作業もしますので、カップルを別れさせる離婚請負人の役割も持っています。くっつけたり、別れさせたり、とふたつの作用で酵素は大忙しなのです。

酵素は、人間の体内での化学反応を起こさせる触媒とされてきましたが、今では、もっと積極的な働きをする力を持っていると考えられています。化学工業などで使われる金属触媒は、化学的な力でしか働きませんが、酵素は生物学的な力としても働くと考えられているのです。

酵素は、血液型を変えられる!?

酵素の持つ不思議さ、おもしろさを証明するピッタリの発表があります。なんと、人間の血液型が変えられるというのです。

二〇〇七年四月、アメリカ・マサチューセッツ州にあるベンチャー企業・ザイムクエストやデンマークのコペンハーゲン大学などの国際研究チームが、科学誌「ネイチャー・バイオテクノロジー電子版」に「A型やB型、AB型の赤血球を、新発見の酵素を使い、効率よくO型に転換することに成功した」と発表しました。

ＡＯＢ式血液型は、赤血球の表面にA型の糖鎖《とうさ》（鎖状に連なった糖類）しかなければA型、B型しかなければB型、両方あればＡB型、ともになければO型と分類されています。

研究チームは、２５００種類の真菌（カビなど）や細菌を調べ、２種の細菌からA

型、B型の糖鎖をそれぞれ除去する酵素を発見したのです。さらに、酵素の立体構造を解析、A型やB型の糖鎖を取り除くメカニズムもあきらかにしています。

O型の血液は、患者の血液が不明だったり、ほかの型が不足したりした場合、非常手段として少量なら、その患者に輸血できます。

その意味では、これが実用化されれば医学界への大きな貢献ですが、そのニュースに接した時、私はそれとは別に、血液型までをも変えてしまうという酵素の不思議な力にあらためて瞠目《どうもく》したものです。

酵素の中身

では、酵素の中身とはいったい何でしょうか。以前は、タンパク質といわれていました。しかし、本質はタンパク質ではありません。たしかに、酵素は21種類のアミノ酸からできているタンパク質に取り囲まれていますが、それはあくまで外殻。そのタンパク質の〝殻《から》〟のなかで、酵素は独自の働きをしているのです。

生命体には、4種類の塩基《えんき》から成るDNA（遺伝子）があり、塩基の並びからアミノ酸も構成されます。このことから、アミノ酸（タンパク質）の外殻を持つ酵素は、ＤＮＡによって作られ、ＤＮＡの構造上に存在する、と考えられています（39ページの図）。

酵素がほかのタンパク質と違うのは、酵素には活性の中心と呼ばれる「穴」があり、そこにほかの物質をとらえ、分解や合成などの化学反応をすばやく起こさせる不思議な力があることです。この働きが、さきほど説明した触媒作用です。

通常、触媒は、熱が高いほどその働きが大きくなりますが、酵素はそうなりません。なぜなら、生きて活動しているからです。

酵素は、44度あたりから50度くらいまでが活性がもっとも高まります（最適温度）。また、人間の体内では、体温38～40度でもっとも活性化します。病気の時に40度くらいまで体温が上がるのは、体内の酵素の働きを高め、病気を早く治そうとする体の反応なのです。

酵素には、「最適温度」と同じく、「最適pH」があるのも特徴です。pH（ペーハーではなくピーエイチと読むのが正しい）とは、水素イオン指数のことで、0～14までの数値で表わされます。7が中性で、それ以下が酸性、それ以上がアルカリ性と分類されます。

人間の体は、弱アルカリ性が良いとされますが、消化管は胃のように酸性が多いのです。しかし、小腸の十二指腸は、アルカリ性の環境にならないと消化酵素の膵液《すいえき》は分泌されません。人間のpHについては、第4章でくわしく説明しますが、酵素はpHの指数にもおおいに影響されています。

このように酵素は、ある条件のもとで、活性したり不活性になったりするので、単なる触媒ではありません。定義をするならば「タンパク質という殻に包まれた触媒的働きをする生命体」ということです。

酵素の種類

体内での酵素の働きは、大きく分けて2種類あります（41ページの図）。「消化酵素」と「代謝酵素」です。『Enzyme Nutrition（酵素栄養学）』を著《あらわ》したハウエル博士は、体内に存在する消化酵素と代謝酵素を合わせて「潜在酵素」と総称しています。

DNAの二重らせん構造と酵素

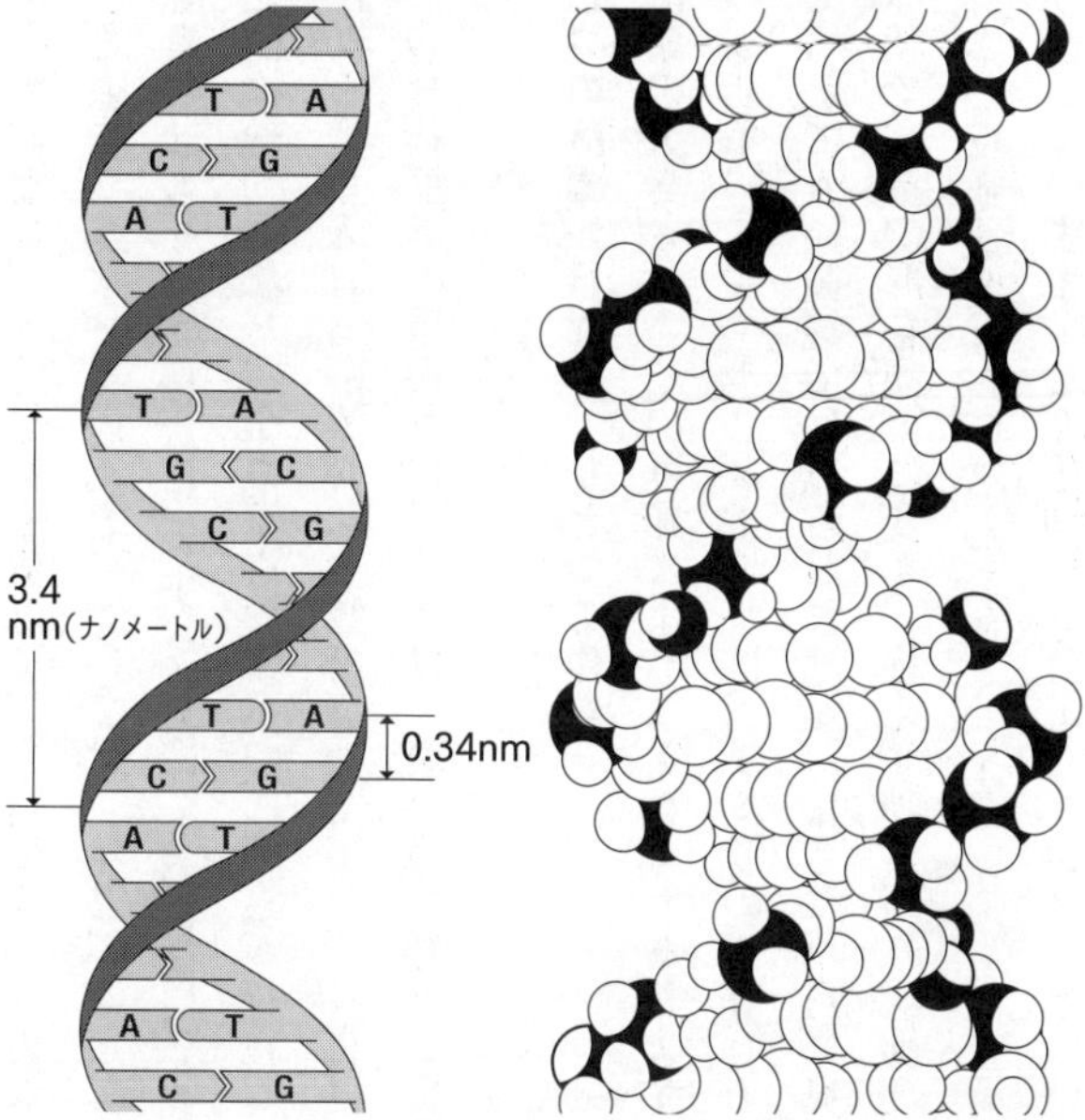

※○はすべて酵素

潜在酵素とは、あくまでも概念で、本書では、体のなかにある潜在酵素を「体内酵素」と表現します。その働きについては、第2章などで説明していきます。

酵素にはもう1種類あります。それは生《なま》の食物のなかに含まれる「食物酵素」です。植物や動物など、命あるものすべてに酵素が存在していますが、これらを食し、外部から取り入れる酵素が「食物酵素」であり、「体外酵素」とも呼ばれます。

この食物酵素の重要性については、第3章で紹介します。

ひとつの酵素が行なう、ひとつの作業

酵素の大きさは、その種類によって大きく異なりますが、ほぼ5~20ナノメートルというサイズです。ナノメートルは、1ミリの100万分の1という極小サイズですので、とても顕微鏡では見られません。まさに、目に見えないミクロの物質です。形は球状で、その形を頻繁《ひんぱん》に変え、絶えず動き回り、衝突して変化します。

酵素の反応速度はたいへんに速く、1マイクロ(100万分の1)秒ごとに衝突を繰り返しています。この運動を〝分子のダンス〟といいますが、ひとつの酵素が1分

酵素の種類

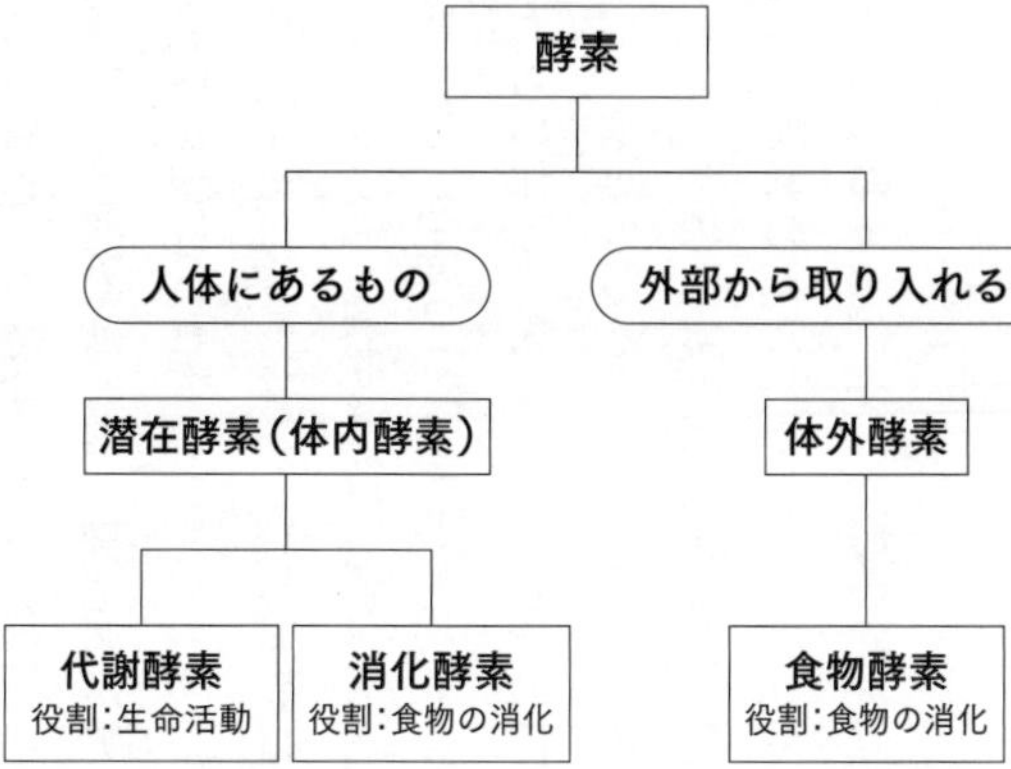

間に合成する（あるいは分解する）分子の平均数は、３６００万個。

なかには、１分間に行なう化学反応の回数が４億回にのぼる酵素もあります。さまざまな代謝活動を行なっている肝臓のなかの各細胞には、数百種類もの酵素があり、それぞれが１秒間に１００万回、その作業を行なっているのです。

酵素には、いくつかの特徴があります。さきほど挙げた最適温度や最適pHなどもそうですが、大きな特徴のひとつが「基質《きしつ》特異性」で、基質ごとに異なる酵素が存在します。

基質とは、酵素によって化学反応を触媒

される物質のことです。たとえば、デンプン（炭水化物）は、消化酵素のアミラーゼの基質です。酵素は通常、接尾語がアーゼとなり、その触媒の化学反応のタイプによって名前がつけられています。

アミラーゼはデンプンという基質は分解できますが、タンパク質や脂肪は分解できません。タンパク質や脂肪という基質は、それぞれの専門の分解酵素（プロテアーゼやリパーゼ）を持っています。

私たちの体は、入ってきた食物の種類に応じて、その時々にふさわしい消化酵素を選択し、必要な量を分泌します。この特別な性質を「適応分泌の法則」といいます。そして、その酵素の活性化部分に特定の基質が入り、はまります。これが、さきほど述べた酵素の「穴」で、まさにカギとカギ穴の関係です。酵素は、生きた鋳型《いがた》といってもいいのです。すべて形が異なり、ここに当てはまらなければ化学反応は起こりません。

要するに、酵素は何種類もの化学反応をかけもちすることができず、ひとつの酵素が触媒として働ける化学反応は、通常1種類だけ。ひとつの仕事にのみ携わる、まる

酵素と基質

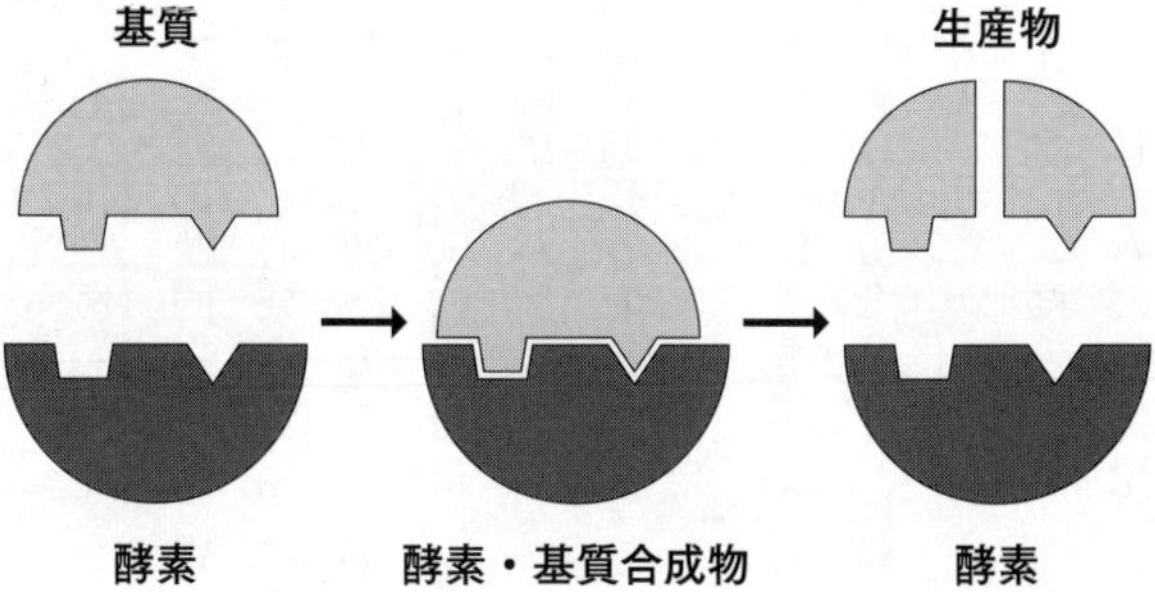

デンプンなどの基質（カギ）は、それだけがはまる特定の酵素（カギ穴）に入り、化学反応が起こる

で頑固《がんこ》な職人のようですね。

酵素の寿命

私たちの体内では毎日、多種多様な酵素が生産されています。

作られている場所は、それぞれの細胞のなかです。細胞核にあるＤＮＡが、どの酵素を作るかという青写真を作成し、遺伝子が作ります。消化酵素も、消化器の細胞内で作られています。

多くの酵素は、前駆《ぜんく》物質のような不活性の形状で作られ、必要に応じて活性化され製造されます。

たとえばペプシノーゲンは、胃の粘膜か

ら分泌されるプロ酵素ですが、入ってきた食物を溶《と》かすために塩酸（胃酸）が多く分泌され、胃のpHが下降する時に、タンパク質分解酵素のペプシンに変換されます。塩酸とペプシンの共同作業で、胃のタンパク質をドロドロに分解していくのです。

このように、必要な時に、必要な量だけ分泌されることが、前項で述べた、酵素の特徴のひとつ「適応分泌の法則」です。

酵素が作られる時間帯は、睡眠中です。寝ている間に、細胞核のなかで作られます。その間に、バッテリーがチャージされているわけです。睡眠の重要性は、あらゆる角度から喧伝《けんでん》されていますが、睡眠がしっかり取れなければ酵素も十分に生産されません。これは、いかに睡眠が大事であるかの証明でもあります。

現在わかっている酵素は2万種類以上と述べましたが、たったひとりの人間の細胞を作るために1万3000種類もの酵素が使われています。

そのなかでも、タンパク質分解酵素（プロテアーゼ酵素）だけで9000種類以上あります。アミノ酸の種類、割合、配列の違いにより、体内でさまざまなタンパク質が作られ、私たちの体を構成していきます。ほかにも、ホルモンなどになり、生命を維持しているのです。

人間の骨格を組織するタンパク質は、それだけ重要なため、これだけ膨大な種類が必要なのです。家を建てるのに、相当な量の素材を1本1本用意し、組み立てなければいけないのと同じです。

各細胞にも、数百から数千種類の酵素が存在しますが、これはあくまでも種類であり、体内にある酵素の量は膨大で、無限としか表現できません。しかし、無尽蔵ではありません。

酵素にも、寿命というか「耐用期間」があります。酵素が死ぬのは、基質をくっつけたり離したりしているうちに、鋳型の穴が潰《つぶ》れ、仕事ができなくなった時です。短いもので数時間、長くても数十日で消滅すると考えられています。あるものは排泄され、あるものはアミノ酸に分解されてから再び吸収され、新しい酵素やタンパク質を作る原料になります。一部分を入れ替えながら、絶えず新しい酵素を作り続けているのです。

絶えず作り続けていると書きましたが、この酵素製造能力にも限界があります。20

歳をピークに、年齢を重ねるごとに少しずつ減っていき、40歳を越えると急激に減少していきます。

この能力さえ衰《おとろ》えなければ、私たちは何歳になっても若々しい体でいられるのでしょうが、残念ながらそうはいきません。

若い頃は、多少の無理をしても一晩ぐっすり寝れば体力は回復していたのに、中年になってからは、睡眠を十分取っても疲れがなかなか取れないと感じる人が多いと思います。これは、体内での酵素の製造能力が落ちていることと、日々の生活のなかでの潜在酵素の使いすぎで、代謝酵素が十分に働いてくれていないからです。

酵素は、一定量しか作れない

これも酵素の大きな特徴です。酵素は毎日作られていますが、しかしトータルでは一生で一定量しか作れません。

ただし、生まれた瞬間から大量の生産能力を持っている人もいれば、少ない人もおり、酵素の生産能力は個体差が大きいのです。これは、DNAと深いかかわりがあるからでしょう。

それでも、人それぞれの一生の間に生産される体内酵素の総量は決まっており、この総量のことをハウエル博士は「潜在酵素」と呼んでいるのです。

生まれたばかりの新生児には、高齢者の数百倍の酵素が存在するといわれています。生まれた時に与えられた、一生で一定量しか作れない酵素の生産能力を、毎日の生活のなかで使って老化し、ついには病気になり、そして死んでいくのが私たち人間です。だからこそ、その生産能力の無駄遣《むだづか》いをしないことがとても重要になってきます。

酵素は年齢によって、その質も変化します。アメリカ・シカゴにあるマイケル・リース病院のメイヤー博士とそのグループの研究では、69歳以上の人の唾液中の酵素は若い人に比べ、30倍も酵素活性が弱かったと報告されています。酵素の力は年齢とともに弱まるのです。

西ドイツ（現・ドイツ）のエカード博士も、同様な報告をしています。１２００人の尿を採取し、尿に混じる消化酵素のアミラーゼを調べたところ、老人のアミラーゼは若者の半分しか活性がなかったのです。年を取るにつれて、体内の酵素は、次第に減少し、活性も低下してきます。

これらのことから、酵素は、自動車のバッテリーや銀行預金、最近では携帯電話にもたとえられます。携帯電話は、買った時は長く話せても年月を過ぎると、いくら充電しても買った時ほど長く話せなくなります。徐々に充電能力が落ちていくわけですが、体内酵素の活性はそれによく似ています。

銀行預金なら、引き出すたびに預金残高が減少していきます。消費が多ければ多いほど、そのスピードは増していき、残高ゼロはあっというまにやってきます。収入もないのに、なけなしの金を持って遊び回っている放蕩者《ほうとうもの》はすぐに破産し、転落します。

それと同じで、悪《あ》しき生活環境で酵素を浪費し、潜在酵素という貯金を使い尽くした者は、本来予定されていた時期より、早く死が訪れるのです。

白髪《しらが》が生《は》える理由と酵素の関係

酵素が一生に一定量しかないということを、身近な例で説明してみましょう。生きているうちに酵素の潜在量は徐々に減っていくとさきほど述べましたが、その残っている大事な酵素には、使われる順番があります。

酵素は、寿命のカギを握っていますから、生命保持に重要なところを中心に作業します。その必要性から見て、残念ながら、毛髪はまっさきに見捨てられる場所です。

メラニン色素を髪に固着させるのは、チロシナーゼという酵素ですが、年齢を重ね、どんどん潜在酵素が減少したら、このチロシナーゼは活性されなくなり、ほかの重要な部分に回されます。そのためにできるのが白髪です。

白髪になっても命に別状はありませんが、心臓を鼓動させたり、呼吸をさせる酵素がなくなると私たちは死んでしまいます。そのため、髪の色は最初に見捨てられるのです。

白髪交《ま》じりで魅力的な中年男性をロマンス・グレーといいますが、酵素栄養学的観点からは、〝見捨てられた〟ということになりますので、オシャレとはほど遠く、すこしうら寂しい感じになってしまいますね。

人間の酵素貯蔵量は何年あるか？

「破産」「死ぬ時」「見捨てられた」と、すこし表現が過激すぎたようです。安心材料を提示しましょう。

私は人間の「酵素貯蔵量」は、１５０歳分くらいは存在すると考えています。潜在酵素、一生分の生産能力と言い換えてもいいでしょう。あくまで無駄遣いをしなければ、というのが前提ですが。

ただ、ここからまた苦言になりますが、現代人の酵素の無駄遣いは実に多いといわざるを得ません。ほとんどの人が酵素をこれでもかと浪費しています。

第5章でくわしく述べますが、ファストフードに、焼き肉、ラーメンなどの加熱調理した食物、深夜に摂る食事、スナック菓子に、喫煙や大量の飲酒など、悪しき食・生活習慣が酵素を欠乏させるのです。

さらに環境汚染や心身両面からの過剰なストレス。これでは、消化酵素も代謝酵素もいくらあっても追いつけません。潜在酵素の貯金を使いつくし、40代、50代で健康を害し、幸せとはいえない人生を送ることになってもしかたありません。

健康は、自らが努力をして勝ち取るしかないのです。

酵素の補佐役、ビタミンとミネラル

ビタミン、ミネラルはタンパク質などの三大栄養素のあとにランクされ、五大栄養素といわれるほど重要な物質ですが、これらは酵素がなければ体内で働くことができません。あくまで酵素が活躍する時の潤滑油的な存在です。

「補因子《ほいんし》（酵素の働きをサポートするもの）」には、「補酵素《ほこうそ》」と「補助因子（補欠分子族《ほけつぶんしぞく》）」があります。

補酵素はビタミンです。英語で補酵素のことをコエンザイム（coenzyme）といいますが、これは文字通り酵素（エンザイム＝enzyme）を補佐する役目です。一時期、美容・美肌、若返り効果でブームになったビタミン様作用物質のコエンザイムＱ10も補酵素です。

ミネラルは、補助因子です。以前は、ビタミンと同じように補酵素とされていましたが、今では補助因子とされています（53ページ）。

酵素は、タンパク質によって構成されていますが、その種類はタンパク質だけでできている「単純酵素」と、配合族（タンパク質でない部分）との複合体でできている「複合酵素」の2種類があります。

単純酵素は、ペプシン、アミラーゼ、リパーゼなどの消化酵素ですが、酵素の大部分を占める複合酵素は、タンパク質部分の「アポ酵素（主酵素）」に非タンパク質部分の補酵素と補助因子が結合した酵素です。これを「ホロ酵素」といいます。ホロ酵素は、ミネラル、ビタミンの存在なしには活性化しません。

ビタミンでは、水溶性のビタミン、特にB群のビタミンは、体内で代謝にかかわる補酵素の構成材料として、重要な生理機能を持っています。ビタミンB_1は糖質代謝の補酵素として、ビタミンB_6はアミノ酸やタンパク質の補酵素として、ナイアシンは酸化や還元などの脱水素酵素として働いています。

ミネラルでは、それを必要とする酵素を「金属酵素（メタロエンザイム＝

酵素の働きを助ける補因子《ほいんし》

補因子
- 補酵素（コエンザイム）…ビタミン
- 補助因子（補欠分子族）…ミネラル

酵素と補因子の関係

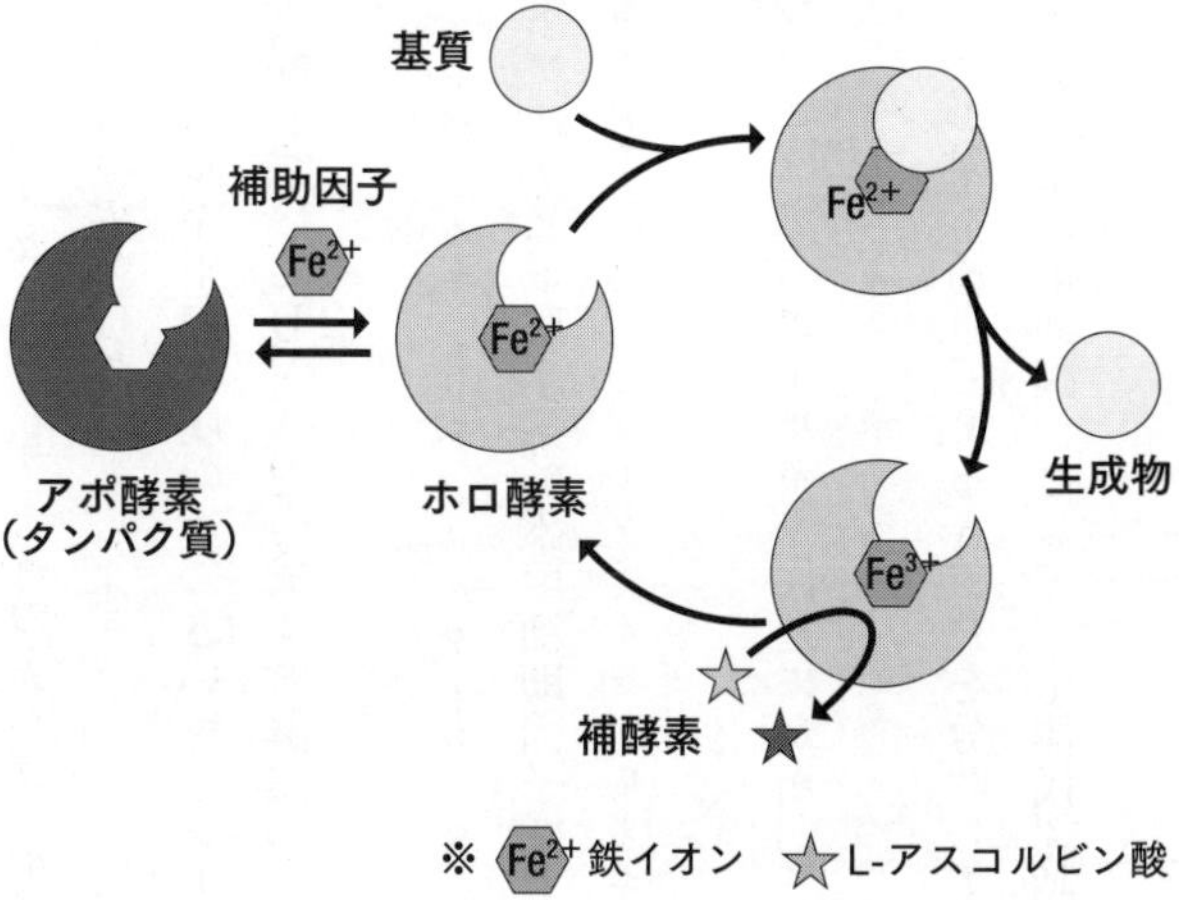

metalloenzyme)」といいますが、このメタロエンザイムの多くは、生命現象の重要な局面を担っています。有名なところを紹介してみましょう。

亜鉛は、細胞の分裂、成長、エネルギーの生産のいっさいをコントロールし、生命の誕生から老化、死滅までを支配しているDNAを合成する酵素のポリメラーゼの補助因子です。

銅は、活性酸素を除去するスーパーオキシドディスムターゼ（SOD）の補助因子で、二日酔いを防止するアセトアルデヒド脱水素酵素の補助因子でもあります。

セレンは、同じく活性酸素を除去する酵素のグルタチオンペルオキシダーゼの補助因子です。

マンガンは、細胞のミトコンドリアでのエネルギー代謝にかかわるピルビン酸カルボキシラーゼの補助因子です。

マグネシウムも、生体内のエネルギー通貨であるATPを分解してエネルギーを作り出すATPアーゼやさまざまな酵素の補助因子として、生体代謝調節に重要な役割を担っています。

ビタミンとミネラルの重要性は、今では幅広く認識されていますが、これらは補因子ですから、いわば酵素の〝子分〟です。〝親分〟の酵素は、九番目の栄養素とされていますから、〝子分〟の後塵《こうじん》を拝《はい》しています。これは、酵素の研究が遅れたことによる逆転現象です。

ノーベル賞受賞で誤解された酵素栄養学

それでは、酵素発見への道のりを簡単に紹介しましょう。

最初に発見された酵素は、ジアスターゼです。一八三三年、フランスの生化学者、アンセルム・ペイアンとジャン・ペルソーは、麦芽《ばくが》をすりつぶした液をデンプンに作用させると、デンプンが分解されることを発見し、このデンプン分解物質をジアスターゼと名づけました。このジアスターゼこそ、消化酵素であるアミラーゼです。

一八三六年、ドイツのシュワン教授は、胃液のなかに肉を溶かす作用を持つ物質が存在していて、その物質は熱で作用を失い、また強い酸性状態でないと働くことができないと発表しました。この物質は、タンパク質分解酵素のプロテアーゼに属すペプシンです。これ以降、いろいろな酵素が次々と発見され、多くのことがわかってきました。

酵素は、ごく少量でも多数の物質に作用でき、反応は水中で活性化し、最適pHは中性付近（ペプシンは強い酸性で活性化）などということがわかってきたのです。

ちなみに、「酵素」という名前が使われたのは、十九世紀後半から。エンザイム（酵素）とは、ギリシャ語で「酵母《こうぼ》のなかにあるもの」という意味で、一八七八年にドイツの生理学者ウイルヘルム・キューネが提唱しました。酵母とは、糖類を発酵させてアルコールを作る微生物のことです。

酵素の本体がタンパク質と規定したのは、アメリカ・コーネル大学のジェームズ・サムナー教授やロックフェラー研究所のジョン・ノースロップ博士です。ふたりは、尿素を加水分解する消化酵素のウレアーゼ、タンパク質分解酵素のペプシン、膵臓で作られるタンパク質分解酵素のトリプシン、キモトリプシンを結晶として取り出すことに成功しました。

その業績により、彼らは一九四六年のノーベル化学賞を受賞していますが、取り出した結晶がタンパク質だったことから、酵素そのものをタンパク質と規定しました。このまちがいが酵素栄養学の進歩をかなり遅らせることになりました。

たしかに、すべての酵素はタンパク質を含んでいます。しかし、生命力としての酵素の働きと、骨格であるタンパク質とは無関係です。酵素に含まれているタンパク質は、その酵素を体内の必要な場所に運ぶための〝運び屋〟にしか過ぎません。

コレステロールがＬＤＬ（低比重）やＨＤＬ（高比重）などのリポタンパクによって血液中を運ばれているのと同じです。

ちなみにＬＤＬは、肝臓のコレステロールを体のすみずみまで運ぶという仕事をしていますが、このコレステロールが増えると動脈硬化を促進するために悪玉コレステロールと呼ばれています。

またＨＤＬは、全身のコレステロールを肝臓に運ぶ仕事をしており、血管壁に溜《た》まったコレステロールを抜き取るため、動脈硬化を防止する善玉コレステロールと呼ばれています。

しかし、善も悪もなく、どちらも人間の体には必要なものです。ただ、過剰になった時に弊害が出るということなのです。

話を酵素に戻します。このノーベル賞受賞という肩書きもあり、サムナー教授たちの「酵素はタンパク質である」という発表から「タンパク質を摂れば酵素が摂れる」という大きな誤解が生じました。

その誤解が土台となり、六大栄養素にすら酵素が含まれないことになったのです。

酵素研究が50年遅れた理由

もうひとつ、酵素栄養学の研究を大きく遅れさせた説があります。

それは、ロシア・サンクトペテルブルクのバブキン教授が一九〇四年に発表した「消化にあたっては何を食べてもアミラーゼ、プロテアーゼ、リパーゼは同時に三つとも分泌される」という「酵素の並行分泌理論」です。

そしてダメ押しをするように、一九三五年には「これら三つの消化酵素は、人間やほかの動物も同様に、膵臓にある分泌腺によって同じ濃度で分泌される」と発表しました。その内容は、酵素はどれだけ消費しても永久に体内で作られるという、とんでもない理論でした。その後の研究で、バブキン教授の理論は多くの科学者、医学者によってまちがいが証明されています。

しかし、サムナー教授たちの「酵素の本体はタンパク質」とバブキン教授の「酵素は無限に作り出される」という理論に振り回され、正しい酵素研究は「50年遅れた」（ハウエル博士）のです。

分泌される酵素の種類は、体が食物の種類にふさわしい消化酵素を選択しています。炭水化物を摂ればアミラーゼ、タンパク質ならプロテアーゼ、脂肪を摂ればリパーゼ。これらが、その時々で適切に、そして必要な量だけ分泌されるというのが「適応分泌の法則」で、これが正解となったのです。

それにしても、酵素は謎が多すぎます。酵素が「タンパク質に被《おお》われた生命物質」というところまではわかってきていますが、その生命力がどこから来るのか、いまだ謎のままです。

しかし、酵素の持つ力、それが生命、健康の維持に絶対に欠かせないものであることはまちがいのない真実です。

酵素は、人間の体内で行なわれる消化作業と代謝作業の主役です。ただ、さきほども述べましたが、それぞれの酵素が触媒として働ける化学反応はひとつだけです。そして、現在わかっているだけで人間の体には2万種類以上の異なった酵素があります。人間の体が行なう代謝の数だけ、種類が必要ということです。

おそらく、この数は今後の研究・発見によって、まだまだ増えていくでしょう。一九三〇年に知られていた代謝酵素の数は、わずか80種類。一九六八年までに、やっと1300種類。そして、ほんのすこし前まで3000種類といわれていました。

酵素は、いまだ未知の研究分野で、解かれていない謎も多いのです。

第2章　人体における
酵素の働き

消化酵素と代謝酵素

第1章でも述べましたが、体内で生み出される酵素は、「消化酵素」と「代謝酵素」のふたつに分類されます。

消化酵素は文字通り、体に取り入れた食物を消化する酵素です。そして、消化酵素以外の酵素がすべて代謝酵素です。代謝酵素は、「異化と同化など生命維持のために有機体が行なう一連の化学反応」を仲立ちしていると先述しました。

このふたつを合わせたのが「潜在酵素」で、生涯で生産される量は決まっていることを説明しました。

人間の体は、この一定の分量を消化作業と代謝作業に振り分けています。どちらも生命活動にはなくてはならない存在ですが、重要なのはふたつの酵素のバランス。いっぽうが多くなれば、もういっぽうが少なくなりますが、ポイントは消化酵素の占める割合が小さいことが健康な状態ということです（63ページの図）。

酵素は、1日に製造される量も決まっています。貯金にたとえて説明しましょう。体内にある酵素は、全体で約2万種類ありますが、消化酵素はそのうちの24種類で

消化酵素と代謝酵素のバランス

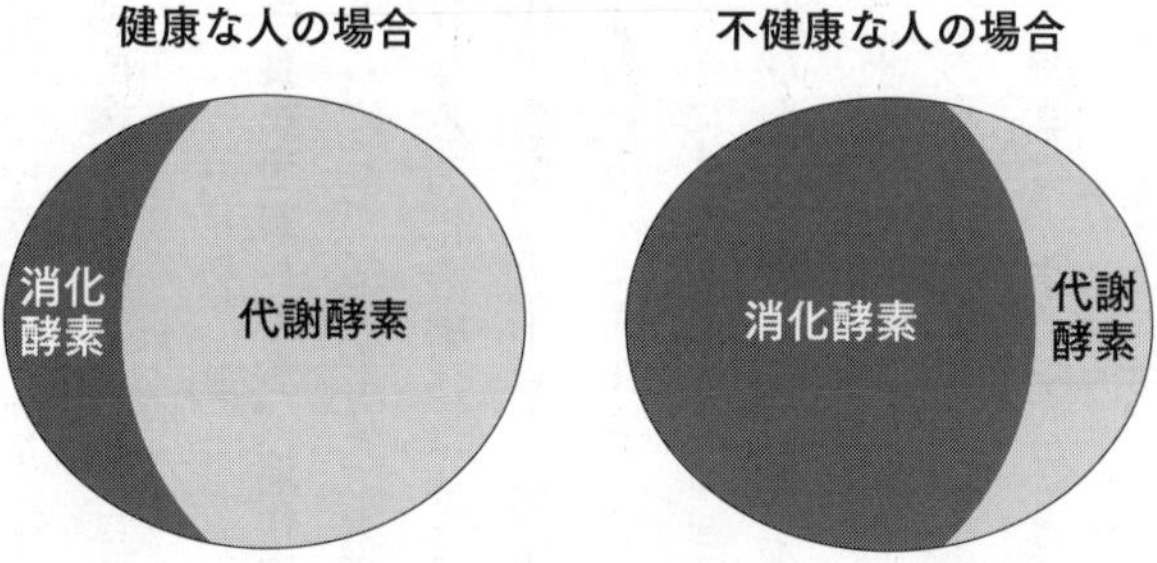

潜在酵素（体内酵素）の１日の生産量は一定で、消化酵素と代謝酵素に振り分ける。酵素が多い食生活を送ると（左）、消化作業が順調に行なわれ、代謝酵素を温存できる

す。数の少ない消化酵素で、全体の一定量を相手と競《きそ》っているわけですから、消化酵素は５０００円札、１万円札などの大金といえます。

代謝酵素は10円、１００円などの小銭です。ただ、その小銭たちは自分にしかできない仕事をしており、欠けると体に支障をきたします。健康を維持しているのは、この代謝酵素たちです。例としている金額の多寡《たか》とその価値は比例しません。

問題は、消化という作業に大きなお札が何枚も遣《つか》われると、１日の残金が残り少なくなることです。そのため、その日のうちに片づけなければいけない掃除、洗濯、修理など細かいけれど、膨大にある大事な仕事に手が回らなくなります。

代謝酵素が本来しなければならない役割を奪われてしまうのです。

どんな食物を食べても、消化酵素しだい

私たちにとって大事な三大栄養素は、口から胃や小腸にいたるまで、それぞれの場所で異なる消化活動によって分解・消化されていきます。24種類ある消化酵素のうち、代表的な三大栄養素の消化役は炭水化物のアミラーゼ、タンパク質のプロテアーゼ、脂質のリパーゼです。これら三つはそれぞれ総称で、体内で働く消化酵素群は、このほかにもたくさんあります（65ページの表）。

消化の流れを簡単に説明しておきます。私たちは食物を口にすると、唾液によって分泌されるアミラーゼの一種のプチアリン（唾液アミラーゼ）という消化酵素を用いて、その食物に含まれている炭水化物を消化することから作業を始めます。

この酵素は、よく噛《か》むことで多く分泌されます。ゆっくり食べる、よく噛むことの重要性がこのことでよくわかります。

消化酵素の種類

器官	酵素	役割
唾液腺	唾液アミラーゼ（α-アミラーゼ）	炭水化物をおおまかに分解
下層胃	ペプシノーゲン（強酸性でペプシン）	タンパク質をおおまかに分解
小腸	アミノペプチターゼ	タンパク質をポリペプチド（アミノ酸が10～100個結合したもの）にする
	ジペプチターゼ	タンパク質をジペプチド（アミノ酸が２個結合したもの）にする
	ラクターゼ	乳糖（ラクトース）をブドウ糖とガラクトースにする
	ホスファターゼ	脂肪のリン酸塩をやわらかくする
	マルターゼ	麦芽糖をブドウ糖にする
	スクラーゼ	ショ糖をブドウ糖と果糖にする
膵《すい》臓	トリプシン	ポリペプチドを分解、アミノ酸にする
	キモトリプシン	ポリペプチドを分解、アミノ酸にする
	アミラーゼ	デンプンをブドウ糖にする
	リパーゼ	トリグリセリド（中性脂肪）を分解、脂肪酸にする

食道を通過できるほどのサイズまで砕《くだ》かれた食物は、胃に到達し、胃酸とペプシンという酵素でタンパク質を消化していきます。ここで食物は「キーマ」と呼ばれる混合された状態まで分解され、小腸に向かいます。

小腸では、膵臓から分泌されるタンパク質分解酵素のトリプシンやキモトリプシン、炭水化物分解酵素のアミラーゼ、脂肪分解酵素のリパーゼなどの消化酵素により、ほとんどの栄養素は分子レベルまで分解・変換され、小腸の微細な穴（栄養吸収細胞）から体内に吸収されていきます。

おおむね消化された食物は、その後、大腸へ移動し、ここで水分や電解質の吸収が行なわれ、排泄されることになります。これが、消化の流れです。

要するに、どれほど栄養価の高い食物を食べても、糖質は単糖類に、タンパク質はジペプチドやアミノ酸に、脂質はグリセリンと脂肪酸に分解されなければ、体内に吸収もされず、栄養にはなりません。

消化酵素の働きがあって、はじめて適正な栄養素を獲得でき、健康に直結するのです。

食物の体内での滞在時間

口（咀嚼《そしゃく》）	約1分
食道通過	10秒
胃（消化）	3～5時間
胃の幽門括約筋《ゆうもんかつやくきん》から遊離	1～5分
小腸（消化・吸収）	4～5時間
結腸《けつちょう》基部	6～7時間
横行結腸	9～10時間
結腸末端	12～24時間

消化酵素の持つ消化力を紹介します。

小腸に分泌される膵液のトリプシンなどは1時間で300グラムのタンパク質を消化、膵液や腸液からのリパーゼは1時間で175グラムの脂質を消化、膵アミラーゼや腸液のスクラーゼやマルターゼは1日に300グラムの炭水化物を消化します。

栄養補給には三大栄養素を中心に、体内で合成されない9種類のアミノ酸、13種類のビタミン、19種類のミネラルが必要とされています。

毎日の食生活でこれらの栄養素を取り入れていくことが大事なのです。

草しか食べない牛が筋肉を作れる理由

消化酵素の力を別の面から見てみましょう。私たち人間は、穀類、肉、魚などを食べて糖質、タンパク質、脂質を体内に取り入れています。これらが生命活動を行なうエネルギーになり、それを支える骨格や筋肉を構成しているのです。

ところで、牛は草しか食べないのになぜ、あのような強靭《きょうじん》な筋肉（体重600～700キロ）を作り上げているのでしょうか。その答えは、胃の微生物と酵素にあります。よく知られているように、牛は四つの胃を持っており、一度食べた草を、また口に戻す咀嚼《そしゃく》を繰り返します。これを反芻《はんすう》といいます。

食べられた草は、まずルーメンと呼ばれる第一胃へ送られます。この胃袋のなかには非常にたくさんの細菌（ルーメン菌）や原虫（プロトゾア）などの微生物が棲《す》んでおり、消化されにくい草の食物繊維（セルロースなど）をさまざまな物質に分解します。

草じたいが持つ酵素による事前消化（第3章で詳述）とルーメン菌や原虫が持つ酵素（セルラーゼ）、それに咀嚼で噛み砕いて食べる力の三位一体《さんみいったい》で、硬《かた》い繊維質を消化しているのです。

そして牛は、草のセルロース（炭水化物の一種。植物細胞や繊維の主成分）を三つの胃で行ったり来たりさせながら発酵させ、この発酵で生まれるエネルギーを取り込んでいます。

草のタンパク質も、第一胃内で分解され、微生物は、分解されたそのタンパク質を取り込み、自《みずか》らの体にタンパク質を合成します。この微生物タンパク質は、草じたいのタンパク質よりもはるかに栄養価が高いのです。

微生物は、ほかにも草の窒素《ちつそ》化合物を利用して、質の高いタンパク質を作っています。これらが第四胃（人間の胃に相当）に送られ、そこで胃液と酵素がはじめて分泌され、原虫や菌体は消化されます。

そして、タンパク質となって小腸に送り込まれ、そこで分泌される消化液によって栄養素として消化・吸収されます。もちろん、草じたいのタンパク質もその時、一緒に吸収されています。

食物繊維を分解する消化酵素のセルラーゼは、人間にはありません。だから、人間は草を食べても筋肉はつきません。消化できず下痢《げり》をするだけです。牛も人間同様、自分自身ではセルラーゼを作ることができませんが、この細菌や原虫という微生物が酵素を作り出し、提供してくれるので草を消化できているのです。

微生物たちにとっても草はエサですから、取り込んでくれる牛がいなければ生きていけません。牛と胃にある微生物は共存共栄しているのです。

このように、牛が草しか食べないのに筋肉隆々《りゅうりゅう》になるのは、この微生物たちの作る酵素に秘密があったのです。最近の研究では、牛が第一胃での消化活動で作り出す産生物に、人間の健康に関する大きな秘密が隠されていることがわかっています。これについては、第４章で説明します。

肉しか食べないライオンのビタミンC補給

酵素の不思議な能力をもうすこし説明してみましょう。

ビタミンＣ（アスコルビン酸）は、生体内における物質代謝にさまざまな形で関連しています。もっとも重要な生理作用としては、コラーゲンの合成ですが、筋肉・血管・皮膚《ひふ》・骨の強化や老化の原因となる過酸化脂質の生成を抑制するなど、体の機能を正常に維持するために不可欠な栄養素です。

ビタミンCが不足すると血管が弱くなったり、感染症にかかりやすくなるなど、生命の維持に大きな支障をきたします。そのため、体内でビタミンCを作れない私たち人間は、つねに果物や野菜から補給しなければなりません。

では、野菜などを摂らず生の肉しか食べないライオンやトラは、どのようにしてビタミンCを補《おぎな》っているのでしょうか。

その答えは簡単で、外から補給する必要などなかったのです。なぜなら、自らの体内で合成しているからです。これらの動物は、ブドウ糖やガラクトース（乳糖の成分）からビタミンCを生合成しているのですが、ここにも酵素の力が働いています。

ビタミンCは、その骨格である炭素と炭素のつなぎ目に四つの酵素が必要ですが、肉食動物はそれらをすべて持っており、体内でビタミンCを合成できるのです。

しかし人間は、ビタミンC生合成での最終段階で必要なL-グロノ-γ-ラクトンオキシターゼという酵素が欠損しています。このひとつの酵素がないために、人間やサルは慢性的、潜在的なビタミンC欠乏症に陥《おちい》っているのです。

消化酵素の浪費で起こる危険なこと

本章の冒頭で述べましたが、消化酵素の消耗は代謝酵素の欠乏を招きます。そして、代謝酵素の欠乏が多くの病気を作り出すのです。

私たちが、食物を食べるたびに唾液、胃液、膵液、腸液に混じって分泌される消化酵素の量は、相当な量です。体内酵素の浪費がどれくらい健康を損《そこ》ねるか、生命そのものにどんな悪影響を与えるかが、よくわかる実験があります。

これは、ワシントン大学の外科医グループによるもので、数匹の犬に管《くだ》をつけ、膵液を体外に流出させるという実験です。

実験結果ですが、膵液を抜かれた犬たちは、ふだん通りのエサを与えられていたにもかかわらず、すべて1週間以内に死んでしまいました。同様な実験をネズミでも行いましたが、7日を越えて生き残ったネズミはいませんでした。

膵液は、膵臓で作られ小腸の十二指腸に分泌される消化液で、三大栄養素をすべて分解できるだけの、多様な消化酵素を含んでおり、哺乳類《ほにゅうるい》の消化・吸収では中心的な役割をはたしています。膵液を抜かれた動物たちの体内では、この作業ができなかったのです。

膵液と同様に十二指腸に分泌される消化液で、脂肪を乳化し消化・吸収しやすい形に変化させる胆汁《たんじゅう》は、どんなに体から汲《く》み出しても生命の危険がないことが、動物実験であきらかになっています。これは何を意味するのでしょうか。

答えは、やはり酵素の存在です。胆汁には酵素が含まれていません。そのため胆汁がいくら流れても、潜在酵素が減少することはなかったのです。

私たち人間も、腸に急性の障害が起こり激しい下痢や嘔吐《おうと》が続くと、3〜4日で死に至ることがあります。これは、体内の水分量や電解質が減少し、体液のバランスが崩れる脱水症状がその原因ですが、それに加え、膵液中に含まれる酵素が大量に排泄されてしまうため、と推測されています。

酵素を消耗《しょうもう》させる食生活

恐ろしいことに、日本人の現在の食生活は、この膵液を抜かれた犬たちときわめて似通っています。実験で使われた膵液を抜く管の役割をインスタントやレトルトなどの加工食品、白砂糖の入った食品、食品に含まれる添加物などがはたしています。

ほかにも、砂糖以外での高ＧＩ食品（ＧＩはグリセミック・インデックスの略で血糖の指標）、高タンパク食品、残留農薬、トランス脂肪酸（第5章で詳述）などの悪い油脂、加熱処理された無酵素食品など数多《あまた》あります。

これらを大量に摂る生活は、自然な食のシステムではありえない、多くの酵素を消費しています。

たとえば、多くの消化酵素を分泌している膵臓は、何か異常があれば、体中の組織や細胞内にある酵素を動員して、その時に必要な消化酵素に変換して、懸命に分泌します。

これが適応分泌の法則ですが、悪しき食生活では、体中の酵素が消化酵素にどんどん動員され、浪費されます。そして酵素の備蓄が急激に減り、潜在酵素が著《いちじる》しく減少します。そのため代謝や解毒《げどく》に回る酵素が絶対的に不足してしまうのです。

これらの食品の常食は、代謝酵素が十分に得られない状態を作り、健康状態を損ね、病気を引き起こす大きな原因となります。老化も進み、寿命も短くなるのです。

おもな食品のGI値

高GI食品（71〜）	110	グラニュー糖、氷砂糖
	108	三温糖《さんおんとう》、キャンディ、黒砂糖
	95	あんぱん、どら焼き、フランスパン、水あめ、食パン、ジャガイモ、せんべい
	88	ハチミツ、大福、ビーフン
	85	うどん、もち、白米
	82	ケーキ、ナン、もち米、ホットケーキ、ドーナツ、チョコレート、ニンジン、メープルシロップ
	71	マカロニ、中華めん
中GI食品（61〜70）	70	パン粉、とうもろこし
	65	カステラ、そうめん、クロワッサン、アイスクリーム、パイナップル、パスタ、長芋、カボチャ
	64	里芋
低GI食品（〜60）	60	栗、そば、五分搗《づ》き米、ライ麦パン
	56	玄米
	55	五穀米、サツマイモ、ゴボウ
	32	春雨
	30	アーモンド
	28	ピーナッツ
	18	クルミ、ピスタチオ

生存活動すべてにかかわる代謝酵素

消化酵素に続いて、代謝酵素の役割を紹介します。

小腸から吸収された栄養素は、血液を通じて全身へ運ばれ、各臓器や骨格などをつかさどる源《みなもと》になります。私たちは、そのエネルギーを使って呼吸をしたり、考えたり、話すなど日常活動をしています。さらに、自己免疫力や自然治癒《ちゆ》力も身につけ、細胞分裂という形で、新しい細胞に入れ替えていきます。

この過程が「新陳代謝《しんちんたいしゃ》」と呼ばれるもので、人間は一生を通じて、この行為をえんえんと続けています。

私たちの体内では、1日1~2兆個の細胞が新生され、また、ほぼ同じ数の細胞が消滅しています。これらの営《いとな》みすべてにかかわり、大きな力を発揮しているのが代謝酵素という名の〝作業員〟です。

代謝酵素は各細胞、各組織に存在します。動脈内でさえ100種類近くの酵素があり、それぞれ異なった働きをしています。心臓、脳、肺、腎臓などあらゆる臓器には、1000種類以上の酵素が存在していますが、あくまでこれは種類であって、その数は無数といってもよく、計測は不可能です。

これらの各酵素群が、継続的に100万種類以上の異なった化学反応を行ない、体内のそれぞれの部分で決められた役割を分担しています。エネルギーの産生や解毒、細胞再生、遺伝子の修復など、その仕事は生命活動そのものです。


酵素がなければ、エネルギー回路も動かない

膨大な代謝酵素の働きのごく一部を紹介します。

私たちは、エネルギーがなければ生きていけません。そのエネルギーを作り出す過程での酵素のかかわりを見てみましょう。

まず、食事で摂った三大栄養素は小腸で単一の物質に変換されます。タンパク質はアミノ酸に、炭水化物はブドウ糖に、脂質は脂肪酸に分解されてから吸収されます。

ブドウ糖は、その一部が肝臓でグリコーゲンとして蓄《たくわ》えられ、必要に応じて、グルコース（ブドウ糖）という物質になり、肝臓から血液中に放出され、全身の細胞に送られます。このグルコースが生命エネルギーの原料です。この原料をエネルギーに変えるまでにたくさんの酵素が必要なのです。

たとえば、肝臓でグリコーゲンを合成する時にはグリコーゲンシンターゼなど五つの酵素が必要で、そのグリコーゲンをグルコースに変え、血液中に放出する時にはグリコーゲンホスホリターゼなど三つの酵素がかかわっています。

また、全身に運ばれたグルコースが、それぞれの細胞でミトコンドリアにあるクエン酸回路でエネルギー源のATP（アデノシン三リン酸）に代謝されるまでには、直接関係する酵素だけでも、何十もの種類があります。それらのたったひとつが欠けても、重大な機能障害が生じてしまうのです。

酵素がなければ、活性酸素も除去できない

人間の健康を脅《おびや》かす最大の敵に活性酸素があります。活性酸素は、人間が生きている限り、全身の細胞で発生し、その弊害は200種類にもなります。

前項で述べたクエン酸回路でのエネルギー産生時に、呼吸で得た酸素が燃やされますが、この〝燃えカス〟で生み出されるのが活性酸素のスーパーオキシドです。

活性酸素は、スーパーオキシドのほかに、発生順に過酸化水素、ヒドロキシルラジカルがあり、紫外線を浴びて発生する一重項《いちじゆうこう》酸素もあります。この四つが代表的な活性酸素で、ほかの分子から強引に電子を奪い取るという悪行を働きます。

分子が活性酸素によって自分の電子を奪われることを、「酸化」されたといいますが、この酸化が体を老化させ、あらゆる病気の原因となるのは、みなさんご存知でしょう。

現代は、この活性酸素を発生させる要素があふれています。エネルギー産生時だけでなく、保存剤や防腐剤など食品添加物が体内に入ると、体は解毒作用のある酵素を分泌し、添加物を解毒しますが、この時も活性酸素が発生します。

また、ストレスも活性酸素を生み出します。ストレスを受けると副腎皮質ホルモンが分泌され、その刺激に対抗しますが、この副腎皮質ホルモンは、合成する時にも、分解する時にも、活性酸素が発生するのです。

ほかにも、水質汚染や大気汚染、農薬や殺虫剤、電磁波を発生する電化製品、喫煙、過度の飲酒なども活性酸素を発生させる要因です。まさに現代社会は、活性酸素産出の一大プラントです。二十一世紀を生きる私たちは、この活性酸素とどう向き合うかが大きな課題となっています。

酵素に話を戻しましょう。この活性酸素を除去し、体を守るものを抗酸化物質といいますが、最大の抗酸化物質もまた酵素です。

最初に発生する活性酸素・スーパーオキシドを消すのがＳＯＤ（スーパーオキシドディスムターゼ）、次に発生する活性酸素・過酸化水素を攻撃するのがグルタチオンペルオキシダーゼです。

このようにエネルギーひとつ取っても、産生から、その副産物である活性酸素の処理まで、酵素は請け負っているのです。

日本人が酒に弱い理由

一般的に、その存在が知られているのが、二日酔いに関する酵素です。飲酒後、アルコールは胃と小腸上部で吸収され、肝臓に運ばれますが、そこで二段階の酵素作用を受けて処理されます。

悪酔いさせるのは、アセトアルデヒドという物質です。肝臓にあるＡＤＨ（アルコール脱水素分解酵素）が、まずアルコールをアセトアルデヒドと水素に変えます。これが第一段階です。

次に、その悪酔い物質・アセトアルデヒドをＡＬＤＨ（アルデヒド脱水素酵素）と呼ばれる酵素が作用して、無害な酢酸《さくさん》と水素に変え、血液中に放出、最終的には炭酸ガスと水になって体外に排出します。

アセトアルデヒドは毒性が非常に強く、頭痛や吐《は》き気《け》などの症状を引き起こします。二日酔いの原因は、この段階でアセトアルデヒドが十分に分解できず、体内に残ってしまうためです。

酵素・ＡＬＤＨは、その能力に限界があります。個人差はありますが、体重60キロの人で、１時間で７グラム程度のアセトアルデヒドしか分解できません。

この量は日本酒なら０・２合分、ビールなら大瓶《びん》で３分の１程度です。１日５合飲んだとすれば分解に25時間かかり、１日中ＡＬＤＨは分解作業を続けていることになります。

もともと、ALDHという酵素は、日本人には持ち合わせが少ないのです。約5パーセントの日本人が、お酒を受けつけない体質といわれています。

欧米人、特にアルコール度数の高いウォッカを浴びるように飲むロシアなど北方の民族は、生まれつき多くのALDHを持っています。

ちなみに、牛乳などの乳製品を消化する消化酵素・ラクターゼも、日本人には少なく、70パーセントが不足しているといわれています。牛乳を飲むと、お腹《なか》がゴロゴロする人が日本人に多いのは、このためです。

このように酵素は、民族の体質にも大きな影響を与えています。

それでは、分解酵素がないとどうなるか。犬を例に説明します。犬にネギを食べさせてはいけないとよく聞きます。実際に食べて瀕死《ひんし》の状態に陥ったり、悪ければ死んでしまうこともあります。

その理由は、犬がユリ科の野菜（ネギ、タマネギ、ラッキョウ、ニンニク、エシャロットなど）に含まれる成分・アリルプロピルジスルフィドを分解する酵素を持っていないからです。

人間は、アリルプロピルジスルフィドに対する解毒機能が発達しているため平気ですが、犬にとって、それは赤血球を破壊する溶血《ようけつ》毒素となり、下痢や嘔吐などの中毒症状を引き起こします。

同じ物質でも、分解酵素のあるなしで、このような違いが出てくるのです。

暴飲暴食しても平気な人が持つ酵素

お酒に弱い日本人でも、訓練しだいで強くなるといわれています。たしかに、無理をして飲んでいるうちに肝臓の処理能力がアップし、飲める体質に変わっていく例もあります。

これは、処理の第一段階で、ALDHのキャパシティを超えたアルコールが入ってくると、シトクロムP450（CYP《シップ》）という解毒専門の酵素群が働き、アルコール分解を助けるからです。飲む回数が頻繁になると、この酵素群が徐々に増えていくのです。

すこし怖い話ですが、酒飲みの人は手術の時に麻酔が効《き》かないことがあるようです。これは、日頃の飲酒の習慣で増加したシトクロムＰ４５０が、体に入ってきた麻酔を毒として分解してしまうからといわれています。

ここで、体内の解毒の主役・肝臓について述べてみます。肝臓は、ほとんどの物質を代謝している人体最大の化学工場ですが、その受け持つ大きな仕事のひとつが解毒です。

肝臓での解毒には、第一段階と第二段階があり、第一段階では50から１００種類の酵素が使われます。この酵素群が、さきほどのシトクロムＰ４５０という薬物代謝酵素です。これら薬物代謝酵素によって、体内に侵入してきた有害物質や体内で発生した不要物質は細胞内の小胞体《しょうほうたい》という部位で酸化、還元、加水分解されます。

そして、水に溶ける物質になり、尿や胆汁を経由して体外に排出されるのです。食品添加物や薬物は、おもにこのＰ４５０によって分解処理されています。

シトクロムＰ４５０という酵素の保有には個人差があり、大量に保持して生まれた人は、非常に健康的な生活を送れます。

みなさんの周囲にもひとりやふたりいませんか？　あんなに乱れた生活をしている

のにどうして、あんなにタフなのか、と不思議がられているような人です。暴飲暴食を含め、相当に無理な生活をしても病気になりにくいのです。

このような人に生まれる理由として、母親が妊娠中に生野菜や生の果物などローフードの食生活、つまりは酵素食中心の食生活をしていたと考えられています。

健康診断のγ-GTPも酵素だった！

シトクロムＰ４５０は、もともとは脂質《ししつ》代謝に関係する酵素だったようです。

食生活の文明化とともに、自然界にはなかった人工物質が体内に入ってくるようになると、このＰ４５０がそれらに反応し、有害な物質を無害化する働きをするようになったと考えられています。

本来、酵素は適応分泌の法則に示されるように、課せられたひとつの仕事だけを律《りち》儀《ぎ》にこなすはずです。それなのに、Ｐ４５０は本来の使命とは違った仕事を引き受けるようになっている。人間のすばらしい適応力ともいえますが、別の角度から見れば、異常事態でもあります。

その負《ふ》の面の表われでしょうか、このＰ４５０の反応で、水酸化された毒素がより活性の高い化学物質に変わることもあります。この場合、より有害な毒物（強い発がん性もある）に変貌することが多いのです。自然の法則から逸脱《いつだつ》すると大きなリスクも抱えることになるという啓示かもしれません。

肝臓の解毒の説明に戻ります。第一段階では、中和されなかった毒物が出た場合、第二段階として、それらの毒物を硫酸塩《りゅうさんえん》やアセチル基、メチル基、グルクロン酸、アミノ酸のどれかに結合させ、水に溶ける状態にして腎臓から排出します。

これを抱合反応《ほうごう》（ほかの物質で包み込む）といいます。グルタチオン抱合、硫酸抱合、グルクロン酸抱合、アセチル抱合、アミノ酸抱合などがありますが、ここでも抱合をつかさどる酵素が働いています。

肝臓の解毒には、もうひとつの武器があります。体内に侵入してきたウイルスや細菌など、ある程度以上の大きな異物は貪食《どんしょく》系のクッパー細胞が処理しています。しかし、このクッパー細胞による細菌退治でも、さきほど述べた肝細胞による解毒でも、活性酸素の発生がついてまわります。

それを処理するのが、グルタチオンという抗酸化物質ですが、このグルタチオンを活発化させるのがグルタチオンペルオキシダーゼという代謝酵素です。このように、ありとあらゆる化学反応に酵素は関係しているのです。

毒物を取り込めば取り込むほど、活性酸素が発生し、これを退治するために大量の酵素が使われます。肝臓は〝沈黙の臓器〟といわれ、ほかの臓器に比べてもタフで重労働に耐えますが、それでも限界はあります。

毒物を極力取り入れないことが肝臓にとって何よりも大事なのです。そのことを私たちはあらためて肝（きも）に銘《めい》じる必要があります。

肝臓の話を、もうすこし続けましょう。健康診断で肝機能の数値を示すＡＳＴ（ＧＯＴ）、ＡＬＴ（ＧＰＴ）、γ－ＧＴＰという項目がありますね。実は、これらも酵素の名前です。

ＡＳＴやＡＬＴは、肝臓や腎臓にある、タンパク質を分解してアミノ酸を作る酵素です。肝細胞が壊れたり、細胞膜の透過性が増すと、これらの酵素が血液中に流れ出ます。そうするとＡＳＴ、ＡＬＴの数値が上がるのです。

γ‐GTPは、肝臓、腎臓、膵臓にある解毒作用に関係している酵素です。これは肝臓や胆管の細胞が死んだ時に、血液中に流れ出ます。

これらの酵素が血液中に漏《も》れた量が数値となり、その障害の程度がわかるということなのです。

毒ガス・サリンと酵素の働き

代謝酵素の働きは、書けばきりがありません。血圧の調整もそうですし、思考することも酵素の働きです。

私たちが筋肉を動かす時に必要なのがアセチルコリンという物質ですが、筋肉を収縮させるこの物質を作っているのも、コリンアセチルトランスフェラーゼという酵素です。

また、その収縮を止めるのはアセチルコリンエステラーゼという酵素の働きです。これらの酵素の働きで、私たちは脳が命じるままに筋肉を自由に操《あやつ》り、体を動かすことができるのです。

ちなみに地下鉄サリン事件で有名になったサリンは、このアセチルコリンエステラーゼという酵素の働きを失効させる毒ガスです。その酵素が働かないために、筋肉は収縮したままとなり、硬直・麻痺《まひ》し、呼吸ができなくなるのです。

心筋梗塞《しんきんこうそく》や脳梗塞を引き起こす動脈硬化を防ぐのも、血栓《けっせん》溶解酵素という酵素です。この酵素は、ふだんは血液中に隠れていますが、いざとなると活性の強いプラスミンという酵素に変身して、現場に駆けつけます。

この変身の引き金になるのも、腎臓と尿に含まれるウロキナーゼという酵素です。これらの酵素がなければ、私たちの体は血栓だらけです。

自然免疫《めんえき》の主役、白血球のマクロファージ（動物の組織内に分布する大型のアメーバ状細胞）も捕まえた異物を酵素で分解します。さきほど紹介した肝臓のクッパー細胞もマクロファージの一種で、同様な働きをしています。

活性酸素によってDNAが損傷され、がんが発生しますが、その傷ついたDNAを元に戻すのも、DNA損傷修復酵素です。

腎臓で血液浄化の仕事をしている酵素、胃酸を作る酵素、有害物質を分解する酵素など、枚挙《まいきょ》に遑《いとま》がありません。酵素の働きは、生命活動そのものなのです。

人間が健康に生きられるかどうかは、これらの代謝酵素群の働きにかかっています。酵素の備蓄（潜在酵素）を消耗させなければ、病気とは無縁の生活が約束されますし、逆に体内酵素の不足がすべての病気の原因の〝大元《おおもと》〟ということです。

これが、酵素栄養学における「健康・病気」というものに対する考えかたです。

代謝量が多いほど短命になる

耳慣れない言葉ですが、ラブナーの法則というものがあります。潜在酵素の消耗が短命に結びつくことを証明したもので、ミジンコを使ったトロント大学のマッカーサー氏とベイル氏のチームの実験によって導き出されました。

実験は、ミジンコを温度別でいくつかのシャーレに入れて育てるというものです。

結果は、8度の温度で育てられたミジンコは108日間生きましたが、28度の温度で育てられたミジンコは26日間しか生きられませんでした。

108日間生きたミジンコは、1秒間に心臓を2回鼓動させていましたが、26日間しか生きられなかったミジンコは、1秒間に7回心臓を鼓動させていました。これが何を意味しているかといえば、ミジンコは一生のうちに約1500万回心臓を鼓動させれば死ぬということです。

いずれのミジンコも心臓の一生の鼓動数はほぼ同じです。心臓を動かすためには酵素が必要で、酵素は温度が低いと動きが弱まり、ある一定の温度になると活発になります。そのため温《あたた》かい水中にいるミジンコは活発に泳ぎ回り、多くの代謝酵素を使ったため、26日間と短命だったのです。つまり、一生の間に使える酵素の量には限りがあるという裏づけもなされたのです。

このことを人間に当てはめ、寒冷地方に住む人のほうが長生きをする、ということではありません。

変温動物のミジンコは環境によって血温が変わり、その活動や代謝に変化が起きますが、つねに一定の温度にコントロールされている恒温動物の人間は、外気によって、このような影響は受けません。ただし、代謝の強さが寿命に反比例するという事実は、激しい運動量をこなす相撲取りやスポーツ選手がおおむね短命ということからも、おわかりいただけると思います。

ラブナーの法則における「代謝量が多くなる」とは、①過度の運動、②睡眠不足、③過食、④消化不良などによって、酵素が過剰に使われたことを指しています。生物の寿命は、潜在酵素（体内酵素の総量）の消耗度に反比例しているのです。

余談ですが、だからといって運動をしないのも問題です。「廃用萎縮《はいようい しゅく》」といって、筋肉、骨、神経は、ある程度使わないと萎縮し、機能不全を起こすからです。

結局は、適当な運動が体にベストというところに落ち着きます。あたりまえのようですが、やはりこれが正解です。

運動に関しては、もう一言付け加えます。激しい運動をする選手は、酵素がたっぷりと含まれている食物を摂らなければいけません。潜在酵素の消耗を防ぐのに最適なのが食物酵素なのです。次章では、その食物酵素について説明します。

第3章　酵素を減らす加熱食の危険性

縄文人の長寿を支えたもの

今まで、縄文人は過酷な生活環境のため、早死《はやじに》する人が多く、平均寿命は30歳前後と考えられてきました。

ところが、二〇一〇年、聖マリアンナ医科大学長岡朋人《ながおかともひと》講師が「出土人骨の推定年齢から、65歳以上が全体の30パーセント以上を占める」と発表しました。これは、蝦《えび》島《しま》貝塚（岩手県）、祇園原《ぎおんばら》貝塚（千葉県）など9遺跡から出土した人骨、なかでも細かな年齢推定が可能な腰骨の腸骨耳状面《ちょうこつじじょうめん》の調査・統計により、導き出されました。

この結果には、考古学者、人類学者も、おおむね肯定的に評価しています。縄文人は、想像以上に長寿だったようです。

また、鳥浜《とりはま》貝塚（福井県）などの発掘調査からは、縄文人の便の量は、1日1000グラムと推定されています。

ちなみに、ほとんどタロイモしか食べないパプアニューギニアの原住民は、きわめて健康で、やはり1日に1000グラムほど便を出すといわれています。

ですから、雑穀や野菜、果物、木の実や海藻《かいそう》類が主食だった縄文人も、その便の量から推測して、長寿だったというのもわからなくはありません。感染症などを生き抜き、自然環境に恵まれた地域に住んでいた縄文人たちは、私たちの想像以上に長生きだったのかもしれません。

人間は、調理に火を使うようになってから多くの病気が増えました。それは、食物酵素の不足が根本的原因です。人類の歴史は、病気の歴史でもあるのです。

火を使うようになったネアンデルタール人に、すでに関節炎が出ていたことが発掘された人骨から証明されています。

動物園の死亡率を改善させたエサ

地球上のすべての生物のなかで、人間、人間に飼われているペット、動物園にいる動物、これらだけが酵素の含まれていない食物やエサを食べています。

そしてまた、生活習慣病のような病気を抱えているのも、人間と人間に飼われている動物だけです。野生の動物には病気はありません。このことは、アフリカで動物群の生態系を観察・研究している科学者たちからの報告で判明しています。

食物によって、いかに健康が左右されるのかを動物園での例で紹介しましょう。動物が病気で死ぬことが少ないことで有名なアメリカ・シカゴのリンカーン・パーク動物園では、肉食のライオンやトラには生《なま》の肉と骨、生のレバーを、ゴリラやチンパンジーなど類人猿には、バナナ、リンゴなど生の果物と生の野菜を与えています。

しかし、加熱食ばかりが与えられていた第二次世界大戦前は、動物たちに病気も多く短命でした。それが、現在の食事法に変えてから動物たちの健康状態は見違えるほど変わりました。繁殖も旺盛で、子どもの成長も順調です。

今では、アメリカのほとんどの動物園がこれを見習い、量の差はあるものの、生のエサを与えるようになりました。そのなかでも、生のエサが多い動物園ほど、動物が死ぬことが少ないというデータもあります。

フィラデルフィア動物協会の病理学者フォックス博士は、飼育されている野生動物の病気の発生状況を調べています。博士によれば、加熱調理したエサにビタミンやミネラルを加えていた一九二三年以降の20年間は、人間と同じような病気が動物たちに多く発生していたそうです。

発生した病気は、急性あるいは慢性の胃炎、十二指腸潰瘍《かいよう》、腸、肝臓、腎臓、副腎の病気、心臓病、悪性貧血、甲状腺の病気、関節炎、肺結核に血管病、そしてがん。病気の数は、少なくても30種類以上と博士の著書には記されています。

加熱調理した、人間の食物に似たようなエサを与えられれば、動物園の野生動物たちも人間と同じ、あるいはよく似た病気や症状が出てくるのです。また、ビタミンやミネラルは、健康を保つのに非常に大事な栄養素ですが、これだけではだめなのです。

動物実験で示された、酵素の力

数多い動物実験でも、同じような結果が出ています。そのひとつを紹介します。イギリス・スコットランドのアバディーンにあるロウェット研究所のオア氏らによるネズミを使った研究です。

ネズミをふたつのグループに分け、第1群の1211匹には人間が食べる加熱した25種の食物を与え、第2群の1706匹には生野菜と生牛乳を与えました。実験期間は2年半です。

結果は明白でした。第1群（加熱食）のネズミは、血液中の免疫グロブリンが著《いちじる》しく低下し、繁殖能力も行動力も低下しました。感染症にかかりやすく、毛並みも悪くなり、すぐに死ぬネズミも出てきました。死んだネズミを解剖すると、腸炎、肺炎、貧血、心膜炎が多く見つかりました。

第1群で残ったネズミたちに、それまでのエサに加えてビタミン、ミネラルを補ったエサを与えましたが、肺、腎臓、生殖器などに疾患《しっかん》が発生しました。がんを発症したネズミもいました。このような病気は、ネズミではまれにしか現われません。前項でも述べましたが、ビタミン、ミネラルを加えても生（酵素）が加わらないと、効果が出ないのです。

いっぽう、第2群（生食）のネズミたちは、病気知らずで、健康でした。酵素の力が明確に証明されている実験報告です。4000匹のネズミを使ったアメリカでの同様な実験でも同じような結果が出ています。

900匹の猫を使った、フランスの実験でも同じでした。この実験では猫をふたつのグループに分け、Aには酵素を含んだ新鮮な牛肉とミルクを与え、Bには加熱調理した肉と低温殺菌されたミルクを与えました。

その結果は、Aグループは何世代にもわたり、健康で活力に満ちていました。それに比してBグループは、心臓病、腎臓病、甲状腺の病気、歯槽膿漏《しそうのうろう》で歯を失うなど、人間と同じ生活習慣病にかかりました。加えて、その猫たちの二代目は死産、あるいは病気を持って生まれるものも出てきました。三代目に至るとメス猫は不妊症にもなっています。

これは、ハンバート・サンティロ氏が書いた『Food Enzymes; The Missing Link To Radiant Health』に報告されています。

10年間にわたって行なわれた、この実験は一九二〇年代と古いのですが、この時に、加熱で失われるものは何かという議論がされ、その結果見つかったのが「酵素」だったのです。

アメリカで、アフリカで、北極圏で起きていること

加熱食と生食の違いは、動物園の動物や実験動物だけが証人ではありません。人間にも多くの証拠例があります。簡単に紹介していきます。

北極圏に住むイヌイットは魚、アザラシなどの海獣、カモメなどの海鳥を生で食べています。野菜摂取は、夏の限られた時期だけです。それでも、彼らはたいへん健康です。耳も目も鼻も歯もじょうぶで、若々しい血管を持ち、血圧などのデータもすべて正常です。

これは、7年にわたりイヌイットを調査したカナダ・モントリオール総合病院の代謝専門の医師ラビノヴィッチ氏の報告です。

しかし、文明に近づき、調理した肉や缶詰、乾燥食品、さらにはファストフードまでも食べ始めた南方のイヌイットは、動脈硬化が増え、高血圧や心臓病、腎臓病などに苦しみ、その不健康ぶりは目を覆《おお》うばかりと報告されています。

ネイティブ・アメリカンも同様です。かつて、彼らはとても健康でした。しかし、アメリカ政府に保護されるようになってからは、肺炎をはじめ、多くの病気にかかっ

ています。

その原因は、元の野菜中心の食生活ではなく、精製した穀物やパンを食べ、砂糖菓子や缶詰の豆、トウモロコシなどを食しているからです。もちろん、肉も食べています。

しかし、今でも文明と距離を置き、昔ながらの農業で生活しているネイティブ・アメリカンは、いたって健康と報告されています。

アフリカでも同様なことが起きています。一九六〇年頃まで現地にはなかった病気が今、次々と発生しています。

その病気とは、便秘、虫垂炎《ちゆうすいえん》、大腸憩室症《けいしつしよう》、痔《じ》、大腸炎、潰瘍性大腸炎、大腸ポリープ、大腸がんなどの消化器系の病気です。

並行して肥満、高血圧、糖尿病、心臓病など血管、代謝病も増えています。甲状腺異常などの内分泌系の病気もあります。これらは、以前のアフリカの大地には、ほとんど存在しなかった病気です。

その原因は、食の欧米化です。肉、チーズ、牛乳、乳製品、パン、砂糖菓子、チョコレート、スナック菓子などが欧米からどっと入り込んできたからです。

これらの食品には、食物繊維やファイトケミカル、ビタミン、ミネラルがきわめて少なく、酵素はまったくありません。

病気が食事の良し悪しに左右されることを証明している、顕著《けんちょ》な例です。

長寿村の食事と短命村の食事

世界の長寿村、短命村をのぞいてみましょう。

エクアドルのアンデス山中にビルカバンバという村があります。この村は、赤道直下に位置しますが、海抜が１５００メートルもあり、日中の温度は14～22度くらい、湿度もカラッとしてたいへん過ごしやすいのです。

住民は、体型もスリムで若々しく長寿です。１１８歳の男性は、血圧１１０／64で、採血データもすべて正常、いたって健康体と、調査研究した京都大学家森幸男《やもりゆきお》名誉教授は記しています。

村の主食は、インディカ米を炊いたもので、ほかはトウモロコシかユッカというイモです。ヒエ、アワ、キビも多く摂っています。副食はチョスチョスという大豆を、2日間水に浸《つ》けてから調理しますす。第5章でくわしく説明しますが、この2日間水に浸けてから、がミソです。生野菜も多く摂っています。

村の水は〝命の水〟といわれるほどすばらしいもので、その水辺に群生している果物も住民たちに常食されています。長寿村になるのがよくわかる食・住環境ですね。

世界の長寿村として、同村と並び称されているのがフンザ村。中国との国境に近いパキスタン北部にあり、７０００メートル級の山々に囲まれた緑の村です。

住民は、果物摂取量が格段に多いことが特徴です。夏は新鮮なものをそのまま食べ、他の季節では乾燥させたものをそのままか、小麦のケーキに混ぜて食べるなど、その果物摂取量は目を見張ります。

食事を摂る時間もいいのです。朝、野良《のら》仕事に行く前は食べず、2～3時間働いたあとに雑穀パン、生野菜、豆を牛乳とともに食べます。昼は、生の果物か乾燥させたアンズを水で練ったものを摂ります。ちなみにアンズ製品はフンザの名産です。夕食は、これらに加えて肉を少々、自家製のワインを少々といった具合です。

さらに、この村の特徴は衛生的に優れていることで、病人が少ないといいます。以上は8年間にわたり、フンザを見続けたイギリスの探検家R・C・F・ショーンバーグ大佐の報告です。適度の労働と酵素に恵まれた食事が長寿を形づくっているのです。

三大長寿村のもうひとつは、黒海とカスピ海に囲まれたコーカサス地域です。ヨーグルトの故郷として有名ですが、この地の人たちの健康を支えているのは、生の乳製品です。生ですので食物酵素がたっぷりと含まれており、日本で市販されている加工乳とは、決定的な差があります。

今度は、短命で有名な村も紹介しましょう。

中国の西北、新疆《しんきょう》ウイグル自治区。この地域は険《けわ》しい天山《てんざん》山脈、広大なタクマラン砂漠、肥沃《ひよく》な盆地などからなり、東西交易の道として有名なシルクロードも走っています。

ここに住む遊牧民のカザフ族は、非常に短命で60歳以上の人はいないといいます。よくて50歳、下手《へた》をすると30歳くらいまでしか生きられないのだそうです。

短命を決定づけているのは「野菜は羊が食べるものであり、人間が食べるものではない」という彼らの食事に対する思想です。

馬に乗り、羊を追い回す遊牧民の生活は相当にカロリーを必要とします。カザフ族の食材は羊の肉、羊の乳、羊の乳からできたバター、チーズ、そして羊の脂入りの大麦の粉を焼いたパンです。

これらの食品は、たしかにカロリーは摂れますが、抗酸化栄養素はゼロです。さらに、彼らが飲むバター茶には、大量の塩分が含まれています。そのため、心臓病や脳卒中、消化器がんが若い頃から多発しているのです。

50度洗いも、冷凍も、酵素を利用している！

ここまで、縷々《るる》紹介してきたのは「生の力」です。生の動植物のなかには、多くの酵素が存在しており、この酵素は「食物酵素」と呼ばれています。

人体が自ら作っている「体内酵素」に対し、外から得るものなので「体外酵素」とも呼ばれています。

この酵素は、非常にデリケートな存在で熱に弱いのです。48度の時に2時間、50度の時に20分、53度の時には2分で失活《しっかつ》（効力を失う）します（70度まで活性を示す酵素も例外的にある）。

しかし、酵素は熱に弱いのですが、適度な熱を与えるとその効力を発揮します。もっとも酵素の活性の高い地点の温度が、第1章で述べた最適温度です。

余談ですが、この特性を利用したのが、最近話題の「50度洗い」です。このくらいの温度で洗うと、食物酵素が活性し、新鮮になるのです。

もうひとつ余談を続けると、酵素のこの熱対応を逆の面から利用したのが冷凍です。酵素は、凍《こお》ると眠りにつき、失活に近い状態になります。酵素活動がなくなるのです。この時、ものは腐《くさ》りません。冷凍も缶詰も、酵素の働きを封じ込めることによって酸化を進ませないのです。

話を本筋に戻します。イヌイットも長寿村の人々もすばらしく元気なのは、この「生の力」を最大限に享受《きょうじゅ》しているからです。

食物酵素は、すべての食物のなかに含まれており、動植物が死ぬと働き出し、その

酵素の活性と温度の関係

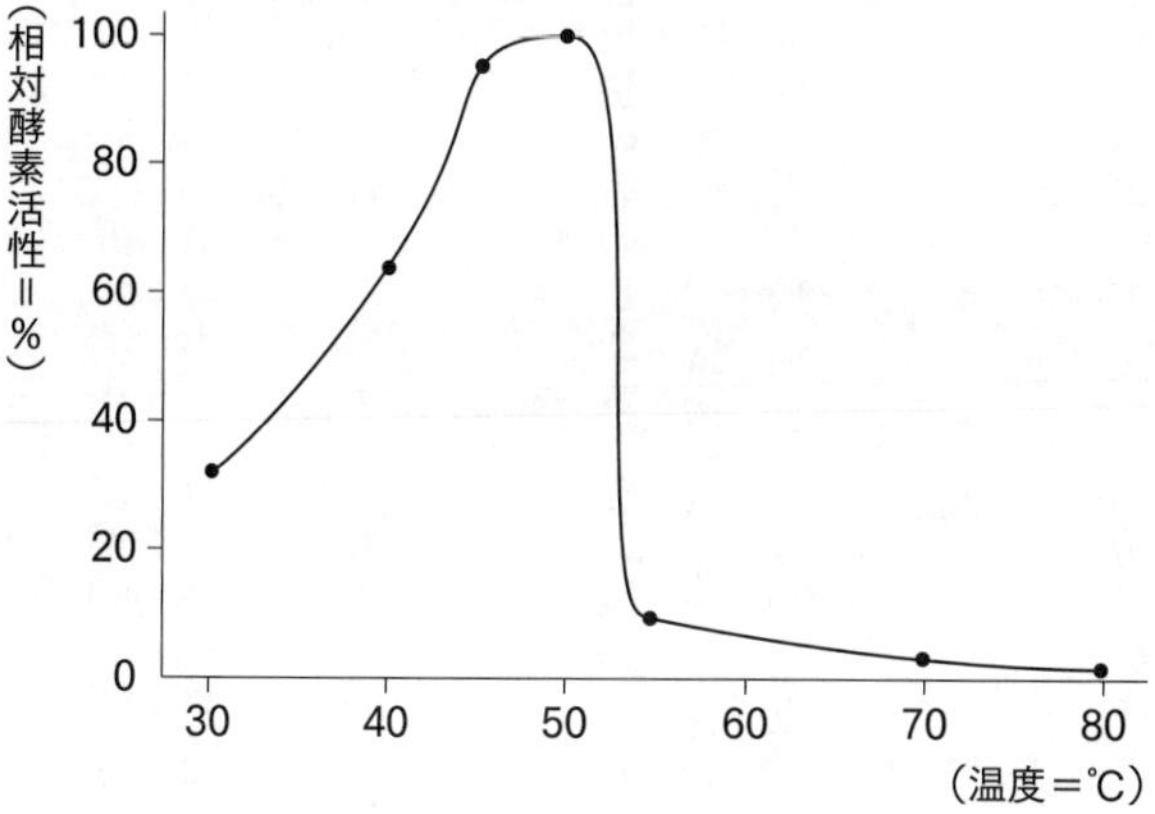

動植物の本体を自ら分解します。

第2章の終わりで、ラブナーの法則を紹介した際に、人間は酵素を使い切った時が死ぬ時と述べましたが、厳密にいえば、酵素は寿命が尽きた時に完全になくなるわけではありません。

死んでも、その肉体を自然に還《かえ》す分だけはしっかりと残しているのです。

人間は死んだら土に還る、といいますが、その仕事は、人間の体内酵素が行なっているのです。

ハウエル博士は、食物酵素のこの仕事を「事前消化」と呼んでいます。

食物中にある酵素は、その食物が噛み砕

かれて細胞が破られた瞬間から、その力を発揮します。

それは、人間の消化酵素が動き始めるよりずっと前なので、この事前消化で食物がある程度分解されれば、次の本格的な消化の段階で、人間は自前の消化酵素の製造が少なくてすみます。

そして、残った分が代謝酵素に回されるのです。これが健康と長寿の決め手となります。

動物が生《なま》のものしか食べない理由

多くの動物は、食物を事前消化させるための器官を持っています。ハウエル博士は、食物酵素が働き、その食物の分解を促《うなが》す器官を「食物酵素胃」と呼んでいます。

この食物酵素胃を説明するのに、最適の例があります。

クジラは、胃を三つ（四つという説もあります）持っていますが、第一胃から32頭ものアザラシが発見されたことがあります。驚くことに、その第一胃からはアザラシを溶かす消化酵素や胃酸の分泌がまったくなされていないのです。

消化酵素も酸の働きもなく、アザラシのような大きなものを消化・分解し、次の胃に送り込むのは難問中の難問です。それぞれの胃をつなぐ通路が、とても狭いからです。

学者の間で論争を呼んだこの謎は、食物酵素のことが解明されたことで、はじめて解けました。クジラに食べられたアザラシは、自分が持っていた食物酵素（消化酵素）によって分解していたのです。

アザラシはまず、第一胃で窒息《ちっそく》死します。死んだアザラシはカテプシンという酵素を出し、自らを溶かしていきます。その時にクジラの第一胃にいる寄生原虫が酵素を出し、その死骸《しがい》をカテプシンとともに溶かしていきます。そして、ドロドロになり、第二胃へ進むのです。

第二胃でも同じようなことが起き、第三胃ではじめてクジラ自身の消化酵素が出現し、アザラシは細かい分子まで消化され、小腸に送り込まれます。寄生原虫もここで死に、溶けて小腸でタンパク源となります。第２章で紹介した「牛のタンパク質摂取」と同じです。要は、死んだアザラシの体内酵素が、そのままクジラの消化酵素として使われたということです。

もし、生でないもの――たとえば、なかまで火が通っているアザラシの丸焼き――をクジラが食したら、どうでしょう。この場合、第一胃でカテプシンが出ず、アザラシは消化不良となり、第一胃にとどまったままです。早晩、そのクジラは死ぬことになります。

だから、野生動物は本能的に生のもの（食物酵素＝消化酵素が入っている）しか食べないのです。

クジラと同じように、イルカも胃を三つ（四つという説もあります）持ち、同じ機能を備えています。ほかにも牛、羊、鳥など、複数の胃を持つ動物の最初の胃は、消化酵素を分泌していません。適度な温度と水分を与え、食物のなかの酵素がよく働き分解を促すようにしているのです。また、リスの頬袋《ほおぶくろ》も、食べた食物を溜め込み、同じ役割をしています。

人間にも、胃はふたつある!?

それでは、人間はどうでしょうか。人間の胃はひとつだけですが、食物酵素を働かせる「事前消化の機能」を持ち合わせていないのでしょうか。

いいえ、そんなことはありません。実は、人間にも食物酵素胃が存在します。人間の胃は、入口と出口が狭く、途中が膨《ふく》らんだ袋状の構造になっています。食道につながる入口付近が噴門《ふんもん》部、十二指腸につながる出口付近が幽門《ゆうもん》部です。それ以外の部分は胃体部ですが、胃の上部に胃底部と呼ばれる場所があります。上部にあるのに胃底部と呼ばれるのは、外科手術を行なう時、胃よりも下の部位から開腹するため、そこから見ると胃のなかでは一番奥に位置するからです。

この胃の上部、噴門部と胃底部が、人間の食物酵素胃にあたると考えられています（113ページの図）。この部分は、消化酵素が分泌されず、蠕動《ぜんどう》運動がない状態で、食物が約１時間～１時間半とどまります。人間も、胃はふたつに分かれていたのです。

人間の消化は、食物を嚙み砕き、唾液と混ざることからスタートしますが、この時点では消化酵素は唾液アミラーゼしかなく、炭水化物にしか働きません。

その後、食物は食道を通過し、胃の噴門部に運ばれます。本来なら、食物自身の持っている酵素で、タンパク質も脂肪も、この場所で事前消化が行なわれなければいけないのです。人間も、生の食物をしっかりと摂り、この食物自身による事前消化をさせれば、体が作る消化酵素の消費を抑えられます。

しかし、人間は、加熱によって酵素が破壊された食物ばかりを食べているので、消化酵素が大量に使われ、その悪影響が代謝酵素におよんでいます。

消化不良の怖さは、第4章できちんと述べますが、一度消化不良に陥ると、代謝酵素の応援を受けてもすべてを消化しきれません。そのため、不完全消化の栄養素が体中を循環《じゅんかん》することになり、肥満や病気へとつながるのです。

ギリシャ神話では、人間に火を与えたプロメテウスは、ゼウスの怒りに触れ、罰としてワシに肝臓をついばまれるという地獄の責め苦を強《し》いられました。火を使うことで、人間は知性を進化させ、文明を得ることができましたが、代償も大きかったのです。

食物酵素胃(酵素が出ない胃)の存在

人間

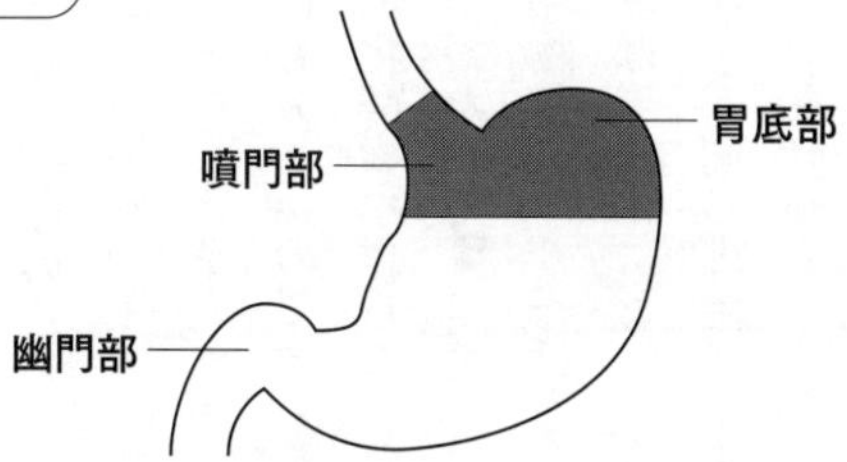

※人間の胃では、噴門部と胃底部が食物酵素胃にあたる

牛

※牛や羊など反芻《はんすう》動物は、三つの食物酵素胃を持っている

クジラ

※クジラやイルカなど鯨類《げいるい》は、第一胃と第二胃が食物酵素胃

膵臓《すいぞう》が肥大化し、脳が小さくなった人間

加熱調理した食物を多く食べてきた人類は、長い時間をかけて、自らの体を変化させてきました。このことは、多くの研究からあきらかになっています。その特徴とは、膵臓や唾液腺の肥大です。

膵臓の大きさを牛、馬、羊などの動物と比較すると、人間は体重比で、2倍から2・8倍も大きいのです。そうさせたのは、酵素のない加熱食を摂るためです。より多くの消化酵素を作らなければならなくなった必要から、膵液を分泌する膵臓が肥大化していったのです。

生の植物性のエサだけを食べている草食動物の膵臓が、体の割にきわめて小さいという事実は、消化における食物酵素がはたしている役割の大きさを示しています。

唾液腺も、同じ理由で肥大しています。もともと、唾液中に大量のアミラーゼという消化酵素を持っているのは人間だけです。私たちの体は、食物酵素の摂取不足を補うための〝工夫〟をしてきたのです。

ちなみに、酵素不足で脳も小さくなるというデータもあります。飼育動物は野生動

物に比して、膵臓は大きく、脳は小さいというのです。このことからも、人間の脳は、本来はもっと大きかったことがわかります。

私たちも、日々の生活で食物酵素を十分に取り入れれば、脳は大きくなり、頭も良くなるのかもしれません。

焼き魚に大根おろしを添《そ》える科学的根拠

食物酵素には、事前消化とは別の「消化の力」があります。一緒に食べる食物を消化しやすいように加工することで、これも一種の「事前消化」です。新鮮な野菜や果物にはビタミンやミネラルに加えて、この酵素が豊富に含まれています。

たとえばパパイア。南中央アフリカの原住民たちは、パパイアの葉に肉を包み込み、放置します。パパイアに含まれる消化酵素が肉をやわらかくすることを知っていたのです。これが、タンパク質分解酵素のパパインです。

同じくタンパク質分解酵素を含む果物に、キウイフルーツがあります。キウイフルーツにはアクチニジンが含まれ、肉を食べたあとに摂れば、肉の消化が良くなり、胃もたれもしなくてすみます。

酢豚《すぶた》に入っているパイナップルにも、プロメリンというタンパク質分解酵素が豊富です。ただし、熱に弱いため、高温で炒めると酵素は死滅します。イチジクにもフィシンというタンパク質分解酵素が含まれています。

日本では、サンマやサバなどの焼き魚料理に大根おろしを添えますが、この食習慣は理《り》に適《かな》っています。

大根おろしには100種類以上の酵素が含まれ、さながら食物酵素のオンパレードです。デンプンの分解にはアミラーゼ（ジアスターゼ）が、タンパク質の分解にはプロテアーゼやセテラーゼが、脂質の分解にはリパーゼが働きます。

ほかにも活性酸素を攻撃するカタラーゼ、がん物質分解酵素のオキシダーゼも含まれています。焼き魚のコゲは、がんの原因とされていますから、このオキシダーゼは効果的です。大根おろしの絞《しぼ》り汁は、酵素など有効成分の宝庫ですから、捨てずに飲みましょう。

山芋も、デンプン分解酵素アミラーゼや活性酸素分解酵素カタラーゼが含まれています。山芋をすりおろしてかける、とろろご飯は消化が良く、お年寄りも安心して食べられる料理です。

外国にも同じような知恵が見られます。代表的なオードブル、生ハムのメロン添えも消化補助という同じコンセプトですし、ステーキのパイナップル添えも同様です。概《がい》して果物は、タンパク質分解酵素が豊富です。肉類と一緒に食べるか、もしくは食後すぐに食べることをおすすめします。

食物酵素に関して、胃酸で失活するから外部から摂っても意味がない、という乱暴な説が昨年、テレビで紹介されました。しかし、それは違います。酵素は、胃酸で失活しないものと、胃酸で失活したように見えて小腸で蘇《よみがえ》り活動するものの２種類があり、胃酸で完全失活する酵素はありません。

本章の冒頭で紹介した動物たちの例やイヌイットの人々、長寿村の生活が教えてくれる「生の力」の恩恵は、この暴論に対する明確な反論になっていると思います。

優れた食材・果物の力

人間という動物の食性は、どこに属するのでしょうか。草食という説があり、雑食という説もあります。おそらく、この雑食が一番有力なのでしょうが、アメリカのジョンズ・ホプキンス大学の著名な人類学者アラン・ウォーカー博士は、次のように述べています。

「大昔の人間の祖先たちは、肉食でもなければ、草食でもなく、雑食主義でもなかった。彼らは主として、果物を食べていた」

博士は、化石化した歯の条痕《じょうこん》を調べた結果、人間は「果食《かしょく》動物」だったと断定しています。たしかに、人間と遺伝子構造が95~99パーセント同じといわれるチンパンジーの主食は、バナナです。そして、自然界で生息している彼らが、糖尿病やがんで悩んでいるという話は聞いたことがありません。果物こそ、人体の構造や機能から、私たち人間がすんなりと受け入れられる唯一の食物だと思います。

果物は果糖が多いから体に悪い、と敬遠する人もいますが、これはたいへんな誤解です。果物ほど、すばらしい食物はほかにはありません。

まず酵素が豊富です。また、消化にほとんどエネルギーを遣わないので、潜在酵素の消耗を防ぐことができます。ビタミンCやファイトケミカルなどの抗酸化物質も豊富です。また、何より果物の70〜90パーセントはきわめて良質の水です。食物繊維も豊富で、少量ながら良質の脂肪酸やアミノ酸も含まれています。

このように長所は非常に多く、短所はほとんど見つかりません。糖分（果糖）に関しても、同じ糖類である砂糖（＝ショ糖。第5章で詳述）のように、肥満、虫歯、歯槽膿漏、糖尿病などの原因になることや、免疫機能を傷つけることはありません。果糖は、良質な糖分です。

周囲を見回しても、果物が嫌い、という人はほとんどいないのではないでしょうか。それは、人間の体が本能的に果物を求めている、という証左だと思います。

がんと酵素の関連性

酵素を多く含んでいる食品を摂ると、なぜ体に良いのかをおさらいしてみます。

第一に消化が良く、栄養素がスムーズに吸収できることです。そのために、食べたものがすぐにエネルギー源となり、行動力、活動力がアップします。体内酵素の消耗も守られ、代謝がスムーズになります。

第二に腸内腐敗を減らし、「腸管免疫《ちようかんめんえき》」の向上につながることです。免疫力増強の最大ポイントである「短鎖《たんさ》脂肪酸」の生成を行なう力となります。腸管免疫と短鎖脂肪酸については、第4章でくわしく述べます。

ここで強く述べたいことは、酵素を多く含む食品を摂ると血液がサラサラになり、微小循環が良くなることです。微小循環とは、毛細血管の血流のことですが、この微小循環が良いことは、人間の健康にとても大きな意味を持ちます。血液の役割について説明します。

血液は、心・血管系のなかを循環する液体で、生命の維持にきわめて重要です。そのおもな役割は、酸素や栄養素の「運搬」、pH、ホルモン、体温などを一定にする「緩衝《かんしよう》」、そして病原体や異物などから体を守る「防御」です。

人間の心臓から送り出された血液は、総延長なんと10万キロメートル（地球2周半）におよぶ血管のなかを流れていきます。その気の遠くなるような距離を走りながら、体中の細胞に酸素を供給し、アミノ酸、ブドウ糖、脂肪酸、ビタミン、ミネラル、酵素など大事な栄養物を送り込んでいきます。

戻る時には、二酸化炭素や体内の老廃物を持ち帰ります。この大事な役目を担っている血管の93パーセントが毛細血管です。この毛細血管という組織こそが、細胞の代謝を支えているのです。

ところが、血漿《けつしよう》内が高タンパク状態になったり、酸化油脂などの悪い油や糖化タンパク（ショ糖とタンパク質がくっついたもの）が増えると、もともとはバラバラでなくてはいけない赤血球の間にそれらの物質が入り込み、糊《のり》の役目をして、コインのようにつなげてしまいます。これをルロー（連銭《れんせん》形成）といいますが、赤血球は２個つながっただけでも極細血管には入れません。

また、赤血球が球状になったものをアキャンソサイトといいますが、こうなると血液がドロドロになってしまいます（123ページの写真）。微小循環が悪化し、全身に酸素も栄養素も回らないと、組織は飢餓状態になります。

この微小循環不良は、病気を引き起こす原因の最終段階です。特に目、腎臓、脳、子宮、卵巣など血液循環が必要な臓器は、より大きなダメージを受けます。卵巣嚢腫《のうしゅ》や子宮筋腫《きんしゅ》、腎臓病、眼疾患、下肢静脈瘤《じょうみゃくりゅう》、脳梗塞などは、この微小循環不良から起こるのです。痔や手足の冷え性などもそうです。これらの病気はその典型ですが、ほとんどの病気がこの微小循環不良から起こるといっても過言ではありません。

がんも、そのひとつです。組織が飢餓状態や酸素不足になると出現するのが、活性酸素です。活性酸素が細胞核のなかのDNAを傷つけたり、破壊したりして、突然変異を起こします。そして、細胞のがん化へと発展するのです。

「がんは、まず酸素のないところに生《しょう》じる」と呼吸酵素（チトクローム）の発見でノーベル生理学・医学賞を受賞したドイツのワールブルグ博士もいっています。

この赤血球のルローをほどく力は、酵素にしかありません。この仕事をするのは代謝酵素ですが、食物酵素も体内で吸収され、血中でルローをほどきます。

微小循環を良くする唯一の方法・方策は酵素の入った食事を摂るに尽きます。その酵素の入った食事とは「生」のものと「発酵物」です。

サラサラ血とドロドロ血

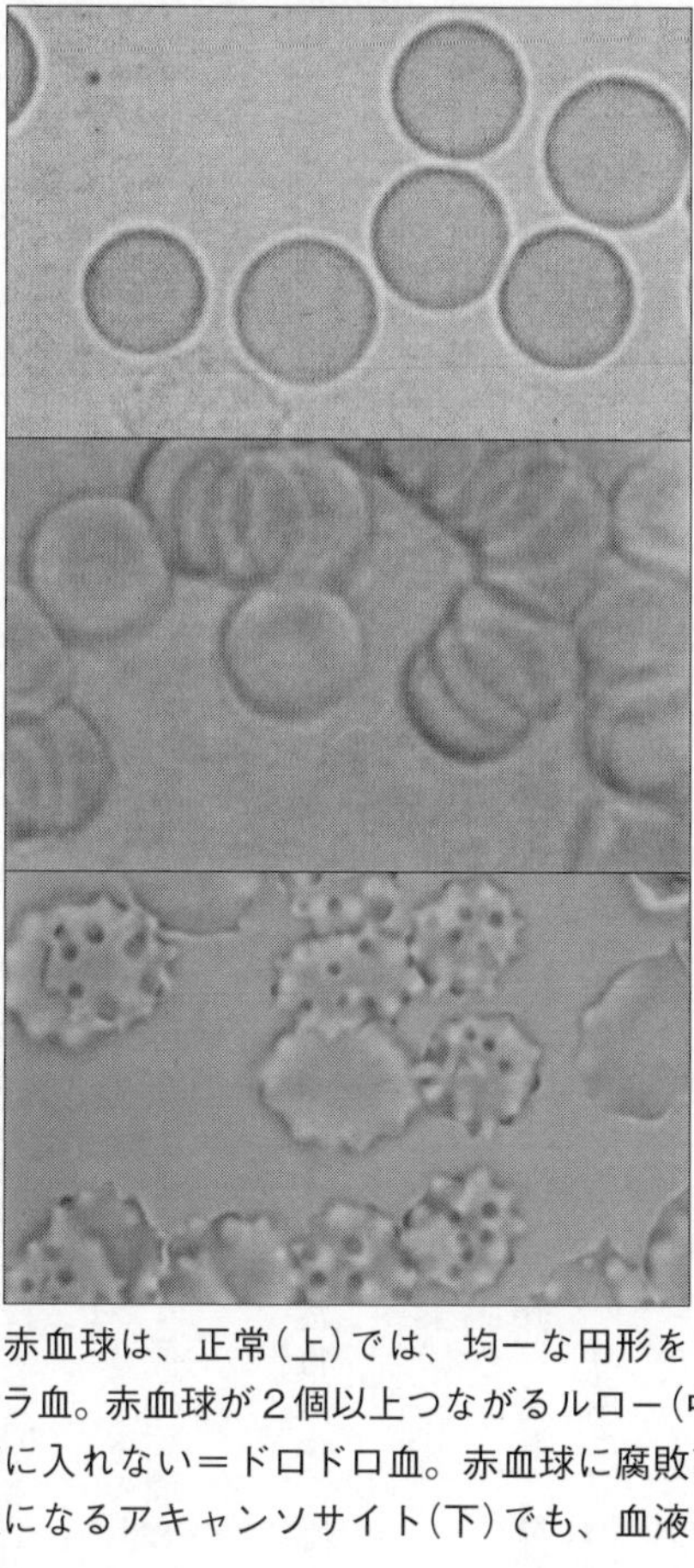

血液内の赤血球は、正常(上)では、均一な円形をしている＝サラサラ血。赤血球が２個以上つながるルロー(中)では、毛細血管に入れない＝ドロドロ血。赤血球に腐敗菌が付着し、球状になるアキャンソサイト(下)でも、血液はドロドロになる

人間を健康にする食品の条件

健康になる食物の条件を考えてみましょう。

まずは、血液がサラサラと流れる、血流が良くなる食物です。全身に栄養素も酸素も潤沢《じゅんたく》に送り届けられるからです。

次に、腸内腐敗の少ない食物です。腸内腐敗は、病気の原因であり、微小循環も悪化させます。便通を良くする食物も腸内環境を整《ととの》えます。

また、抗酸化力や抗炎症作用の強い食物も大事です。健康の大敵、活性酸素を除去します。この除去も、人間が健康に生きていくのに必要な要素です。

さらに、しっかりしたエネルギーを出す食物であること。

こうした条件にぴったりなのが、生野菜、果物、海藻、芋、豆、穀類、そして発酵食品です。なかでも、発酵食品の黒酢《くろず》と梅干しはおすすめです。生の野菜と果物には、体を良くする栄養素が満載されています。食物繊維も、ビタミンも、ミネラルも、ファイトケミカルも、酵素もあります。

人間の体を構成する元素は酸素、炭素、水素、窒素、リンなどですが、驚きなのはその65パーセントが酸素なのです。人間は、酸素がなければ生きていけないことがよくわかりますね。

また、人間の細胞を構成する分子は70パーセントが水です。この組成《そせい》が大きく変わることはありませんが、脂肪を摂りすぎると脂肪の割合がどんどん増え、細胞じたいも大きくなります。これが、肥満＝太るということですが、その時も水の割合は変わりません。

もっとも水を必要とする細胞は脳細胞で、なんと85パーセント（127ページ下のグラフ）です。この水分が減ると人間はおかしくなります。84パーセントくらいになるとボケてくるし、また命に支障も出ます。酵素も、水がなければ働けません。それくらい人間に水は必要なのです。

生の野菜や果物からは、この酸素をたっぷりと含んだ水を十分に摂取できます。くどいようですが、日常の食生活のなかで、これら生のものをたくさん摂ることが健康になる道なのです。

病気治療に使われてきた「酵素食」

私たちは、加齢とともに潜在酵素は減少し、食物の消化・吸収や解毒能力が弱まります。これによって免疫力も低下するため、さまざまな細菌を駆除する力が弱まり、病気にかかりやすくなるのです。

これら、減少していく潜在酵素を補うのが果物と野菜に含まれる天然の酵素です。この天然の酵素を摂るということは、同時に抗酸化物質も摂取していることになります。

たとえば、カロテノイド（βカロテンなど）やポリフェノール（アントシアニンなど）などのファイトケミカルがそれです。これらのファイトケミカルには、マイナスイオン（電子）が存在し、活性酸素を水にしてくれます。この抗酸化力はキャベツ、大根、ブロッコリーなどアブラナ科の野菜に多く含まれています。ほかにもアスコルビン酸（ビタミンC）やα－トコフェロール（ビタミンE）も含まれています。

これら酵素や抗酸化物質を含んだ、生の食物は、世界中で病気の治療に利用されています。もっとも普及しているのはドイツで、酵素療法の進んでいるアメリカや他の

人間の体を構成する元素

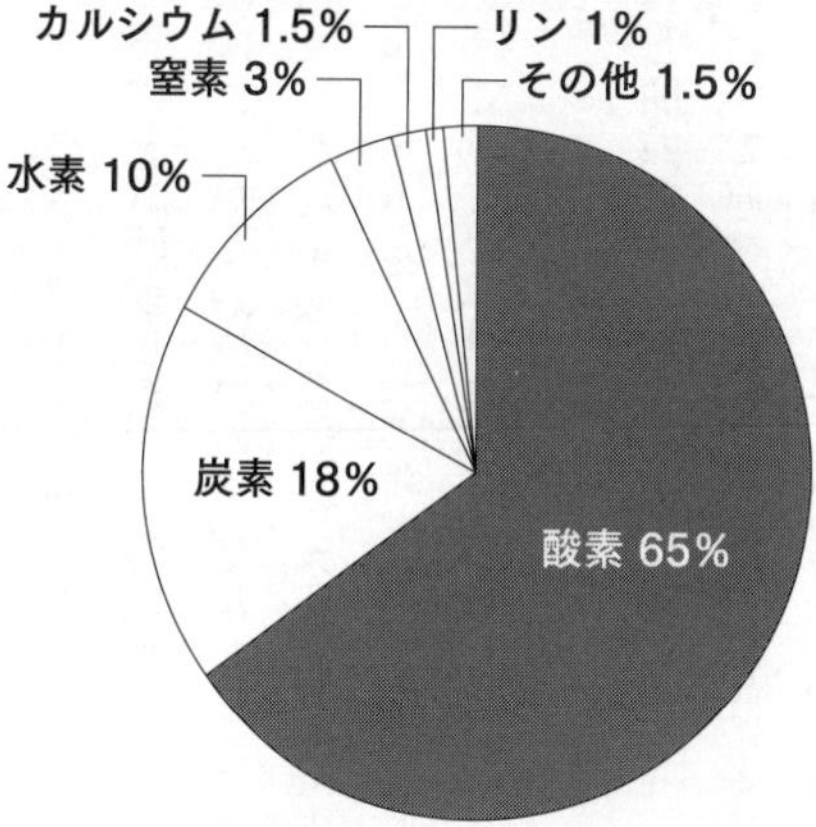

人間の脳細胞を構成する分子

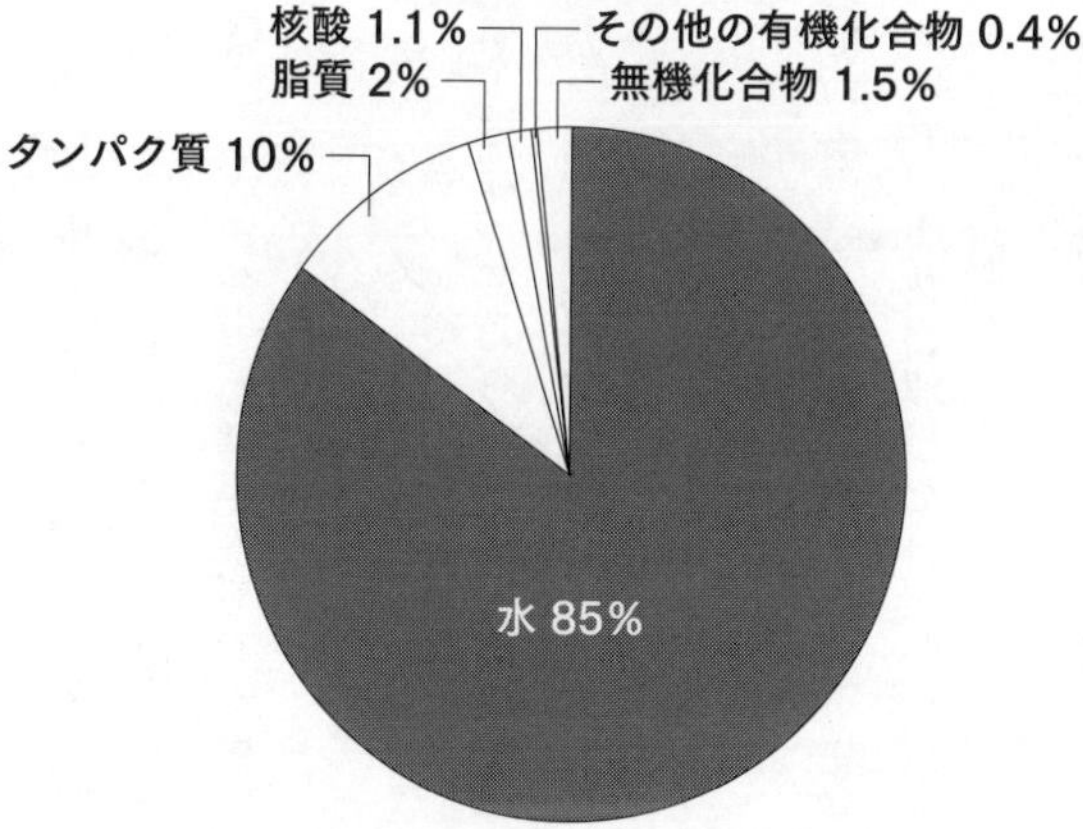

ヨーロッパ諸国と比べても最先進国です。

多くの治療家がドイツから輩出されていますが、結核治療でヨーロッパ中に名を馳《は》せたマックス・ゲルソン博士は、アメリカにわたり、生食でがん治療に取り組み、多くの実績をあげました。彼の提唱する「ゲルソン療法」は、今でも世界各国で、食事療法によるがん治療のバイブルとして使われています。

私も、がんをはじめとする難病に酵素食、ファスティング（鶴見式・半断食。終章で詳述）、酵素サプリメントを中心とした酵素医療を行なっており、多くの治療実績をあげています。酵素をはじめとした「生の持つ力」は、それほど偉大なのです。

生食と加熱食は、6対4の比率で

これまで述べてきたように、私は生食をすすめていますが、100パーセント生食はすすめていません。「酵素を含む生食が60パーセント、加熱調理した料理が40パーセント」が理想ではないかと考えています。

人間は果食動物と先述しましたが、何十万年もの間に代謝も変わり、人間は雑食性を強めています。しかし、果物の重要性が薄まるわけではありません。

生食１００パーセントをすすめない一番目の理由は、動物性食品には、生野菜や果物だけではどうしても不足する栄養素が多くあるからです。

なかでも、アミノ酸とビタミンＢ群です。アミノ酸は21種類（130、131ページの表）ありますが、これらは総合的に伝達しあい、相互関係を保ちながら補いあうので、すべてをバランスよく摂らなければいけません。ひとつ欠けただけでも、ほかのすべての吸収が悪くなります。人間は、牛のようにセルロース（繊維）を分解して、タンパク質を吸収することはできないので、動物性食品から補う必要があります。

ビタミンＢ群も同様で、ビタミンB_{12}は、野菜にはほとんど存在しません。ビタミンB_{12}が欠乏すると、悪性貧血、睡眠障害、神経系の障害、消化器官の障害などさまざまな弊害が現われます。

食材として、野菜じたいにも問題が発生しています。現代の生野菜は、農薬の大量使用による土壌の悪化などで、昔とは比べものにならないほど栄養価が落ちています（133ページの表）。

アスパラギン酸	非	免疫の強化。スタミナ、耐久力を高める。
アスパラギン	非	免疫の強化。アンモニア代謝の改善。神経伝達物質の原料。
オルニチン	非	筋肉増強ホルモン。成長の促進。
チロシン	非	アドレナリン、ノルエピネクリン、ドーパミンの原料。
アラニン	非	抗腫瘍効果があるといわれる。二日酔い防止。美肌効果。
セリン	非	鎮痛効果。抗精神病薬となる。
プロリン	非	傷の治りを早める。学習効果を高める。
シスチン	非	傷の治りを早める。ブドウ糖代謝の促進。SOD（活性酸素除去酵素）作用が強い。
グリシン	非	他のアミノ酸の合成補助。
グルタミン	非	免疫の機能補助。エネルギー源。記憶力を高める。腸の粘膜細胞の原料。

※必＝必須アミノ酸
　非＝必須ではないアミノ酸
　子＝大人には必須ではないが、子どもには必須アミノ酸

アミノ酸の種類とその特徴

スレオニン	必	食事で摂取したタンパク質の有効利用。
バリン	必	成長の促進。脂肪肝の抑制。
ロイシン	必	筋肉をつける。1日の必要量は必須アミノ酸で最大。
イソロイシン	必	筋肉をつける。肝機能の強化。成長の促進。
メチオニン	必	コレステロールの低下。パーキンソン病、統合失調症の予防と治療。解毒。肝臓保護。アミノ酸で最高の免疫強化力。
フェニルアラニン	必	抗うつ薬的に働く。鎮静作用。記憶力の向上。
リジン	必	集中力を高める。受精率を高める。単純ヘルペスの予防と治療。
トリプトファン	必	「不安」を軽減。睡眠補助。鎮痛効果。
ヒスチジン	必	リウマチ症状の緩和。ストレスの軽減。性的エネルギーの亢進。
アルギニン	子	精子数を増加させる。傷の治りを早める。成長ホルモンの分泌。
グルタミン酸	非	脳機能の亢進。潰瘍の治りを早める。肝機能の改善。消化管の炎症を取る。

当然、酵素の量も少なくなっています。現代人は、生野菜や果物だけでは、栄養学的に満たされず、免疫力もつかないと私は考えています。ですから、全体の2割ほどは動物性食品が必要です。肉類、魚介類、卵などを適宜《てきぎ》、食事に加えるのです。あくまで〝適宜〟です。

1週間で摂る目安は、肉は100〜200グラム、魚は200〜300グラム。そして、肉を食べる日は魚を食べず、魚を食べる日は肉を食べないようにします。その理由は、動物性食品の摂りすぎを抑えることと、タンパク質や脂肪などの動物性の栄養素をバランスよく摂取するためです。卵は週に3〜4個がよいでしょう。

生食100パーセントをすすめない二番目の理由が、ストレスです。

極端に設定した食事を続けているとストレスが生じます。ストレスも病気を起こす大きな原因で、消化不良の原因にもなります。病気を治すという目的なら、生食だけでも我慢できますが、日々の生活のなかで無理をして、ストレスを溜めることになったら本末転倒です。

生食100パーセントをすすめない三番目の理由は、加熱したほうが、栄養価が高

野菜に含まれる栄養素の変化

栄養素	野菜	1950年	1963年	1980年	2005年
ビタミンC	ほうれん草	150	100	65	35
	カリフラワー	80	50	65	81
	小松菜	90	90	75	39
	春菊	50	50	21	19
鉄分	ほうれん草	13.3	3.3	3.7	2.0
	にら	19.0	2.1	0.6	0.7
	春菊	9.0	3.5	1.0	1.7
	わけぎ	17.0	1.2	0.5	0.4
カルシウム	カボチャ	44	44	17	20
	西洋カボチャ	56	56	24	15
	せり	86	86	33	34
	あさつき	85	85	120	20

※野菜100gあたりの含有量(mg)

(文部科学省科学技術・学術審議会資源調査分科会「日本食品標準成分表」より)

まる食品もあることです。

大根やシイタケなどは生よりも干したほうが繊維もミネラルも豊富になりますし、ニンジンも炒めたり茹《ゆ》でたほうが、栄養が吸収されやすくなります。

煮《に》野菜にすると細胞が破壊され、内部の栄養が吸収されやすくなり、消化も良くなります。酵素は、加熱で失活しますが、生の野菜と併用して食べることで、栄養面、消化面の双方を充足できるので、正しい食事といえます。

1日の野菜摂取量は400~500グラム以上を目標にし、半分以上を生の野菜、残りを加熱した野菜で食べるとよいでしょう。

現代は、野菜だけではなく、肉料理、魚料理、はてはファストフードまで加熱食の割合が圧倒的多数を占めています。生食が絶対に必要なのはいうまでもありません。生食6対加熱食4、譲《ゆず》っても5対5というバランスが大事だと私は思っています。

酵素栄養学から見た、和食の効能

日本ほど、食物を生で摂るという食文化を大切にしてきた国はありません。刺身《さしみ》、鮨《すし》は海外でも有名ですが、魚から食物酵素を摂る一番良い方法は、刺身です。欧米には、魚や肉を生で食べる食習慣はありません。

また、植物性食品においても、日本人は漬物《つけもの》という火を通さない調理法で食物酵素を摂る知恵を持っていました。この豊富な食物酵素摂取が、日本人の長寿を支えてきたと私は考えています。

納豆や味噌《みそ》などの発酵食品も、日本人の知恵です。これらの発酵食品は、発酵の過程で、微生物が作る酵素や物質が体内酵素の働きや代謝、解毒を助けています。がんの防止にも、大きな力を発揮しています。

しかし、現代の日本は、がん、糖尿病などの生活習慣病や、アルツハイマー病など老人性疾患の急増に苦しんでいます。子どもですら、肥満増加など生活習慣病と無縁ではなく、今後に大きな課題を抱えています。その問題のほとんどは、食の乱れから起こっています。

今、私たちはもう一度、祖先が知恵を絞り、工夫して作り上げてきた食文化を見直す時期に来ているのではないでしょうか。

第4章では、その健康をつかさどる最前線の「腸」について、酵素と免疫の関係から述べてみます。

第4章　根本原因はここにあった！　腸と腸内細菌

〝第二の脳〟腸の役割

この章では「腸という臓器の不思議」をテーマに述べてみます。その〝不思議〟には、酵素が多方面から絡《から》んでいます。

腸は、消化・吸収、そして免疫という人間の健康の最前線を担う臓器です。脳や肝臓、腎臓、膵臓などの主要臓器も、もともと腸から発達してできたものです。神経細胞の数も、脳ほどではありませんが、脊髄《せきずい》に匹敵するほどあり、それらが腸管に張り巡らされています。

「腸は神経の網タイツを穿《は》いている」と形容されますが、腸管は消化・吸収作業の司令塔として働いています。そのため、腸は〝第二の脳〟ともいわれるのです。この腸を健康にする、若返らせることが健康のキーワードです。

腸がいかに大事な臓器であるかを説明するために、人間を樹木に当てはめて説明します。樹木には、根があり、その根には栄養吸収細胞があります。樹木の命を支える栄養、エネルギーは、根がなければ入ってきません。

人間にとって根が腸であり、栄養吸収細胞が小腸の腸絨毛《ちょうじゅうもう》（小腸内壁にある無数

人体を樹木にたとえると

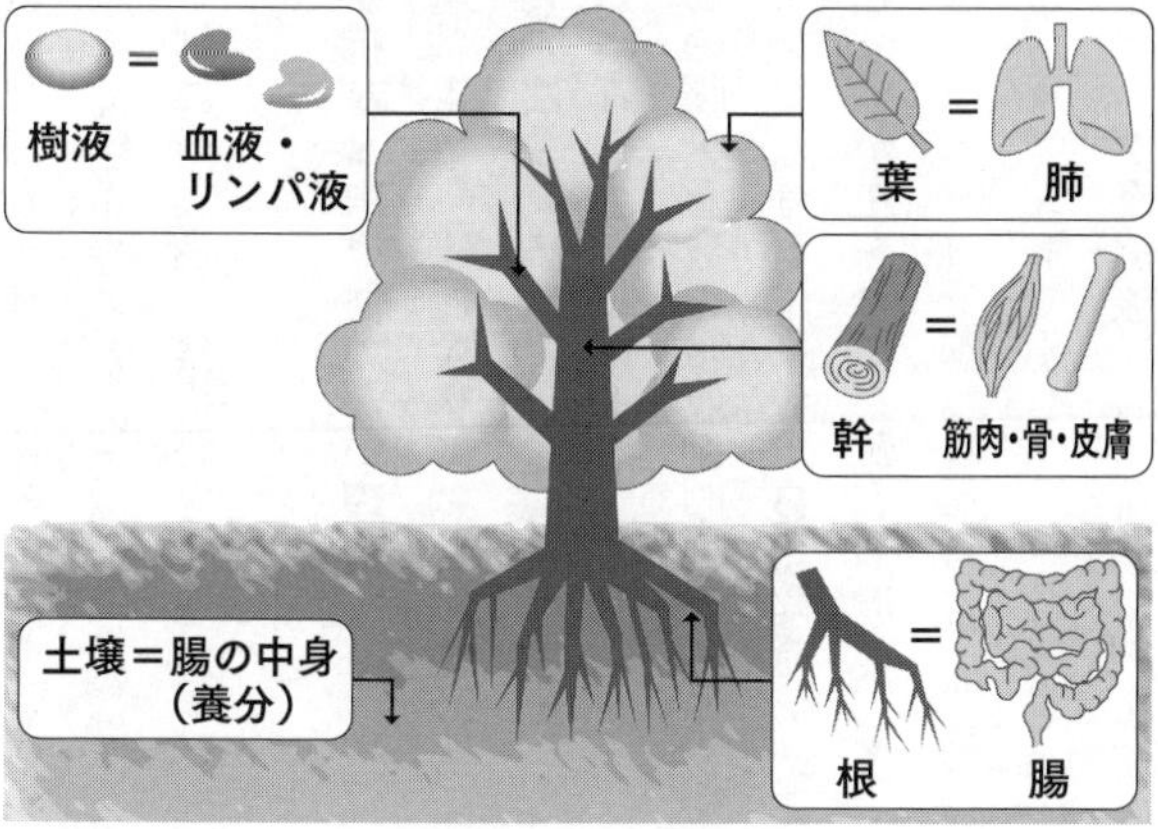

の突起）です。そして土壌の栄養が腸内の栄養物です。ちなみに樹液は、血液やリンパ液で、葉は光合成で酸素も作り出すので、肺にあたるでしょう。幹は人間の筋肉、骨、皮膚にあたります。

樹木の根が枯れていたり、腐っていたらどうでしょう。そこに、いくら良い栄養が与えられても、吸収できません。逆もまたいえて、栄養を供給するはずの土壌が汚染されていたり、腐敗していれば、その樹木は枯れてしまいます。

人間も同様です。栄養吸収細胞を抱える腸内環境が健全でなければ、正しい栄養を取り込めないし、また土壌である腸の中身が腐敗してしまうと、体そのものを腐らせてしまいます。

腸の健康を守るために必要なのは、第3章で述べた食物酵素がたっぷりの食材です。体に取り込む食物の良し悪しで、健康は決まるのです。

私が抗がん剤を使わない理由

腸絨毛は、小腸全体で約3000万本あり、1本の腸絨毛は約5000個の栄養吸収細胞で覆われています。ですから、栄養吸収細胞は、小腸全体で1500億個存在していることになります。

この膨大な数の吸収細胞によって、栄養を取り込んでいくわけです。この働きがスムーズでなければ栄養不良に陥り、その後の大事な代謝が円滑にいきません。

私は、がんを含めた難病治療で、多くの患者さんを治療してきましたが、治療の基本はファスティング（鶴見式・半断食。終章で詳述）と酵素を使った食事法、それに酵素サプリメントです。

私は、がん治療でも、抗がん剤を使いません。なぜなら、抗がん剤を体に入れるということは、この腸絨毛を破壊することになると考えるからです。

その治療が長期になればなるほど、腸絨毛全体に悪影響が出ます。樹木の根が枯れてしまったら、どうやって栄養を摂ればいいのでしょうか。この栄養吸収細胞が破壊されると、免疫力も自然治癒力もつかず、本来治るはずのものも治らなくなると恐れているのです。

抗がん剤は、活性酸素を増やすなど、いろいろなリスクがありますが、私は「栄養吸収細胞の破壊」という理由で、抗がん剤を使用しないのです。

すべての病気は消化不良から

第2章で、簡単に消化の流れを紹介しましたが、ここでもう一度触れてみます。

消化とは、食物のなかにある三大栄養素の炭水化物（デンプン）、タンパク質、脂肪を、それぞれ小腸で吸収できる分子レベルまで小さくすることです。消化管の粘膜は、目がとても細かく、大きなものはそのままでは通れません。分子の小さなビタミンやミネラルはそのまま吸収されます。要するに、三大栄養素を分解することが消化なのです。

炭水化物とタンパク質は、ネックレス状につながっています。アミノ酸や単糖（ブドウ糖、果糖、ガラクトースなど）をひとつの玉だと仮定すると、タンパク質はアミノ酸の玉が１００個以上連《つら》なった長大な数珠《じゅず》のようなものです。多いものになると、アミノ酸が１万個以上連なるタンパク質もあります。

ちなみに、アミノ酸１個はモノペプチド、２個連結はジペプチド、３個はトリペプチド、10個程度つながっているものはオリゴペプチド、10〜１００個つながっているものはポリペプチドと呼ばれます。そして、１００個以上つながるとタンパク質と呼ばれるのです。

炭水化物のデンプンも、単糖のブドウ糖（グルコース）が数多くつながってできています。少ないもので数百個、大きいものは数万個がつながっています。数個から数十個つながったオリゴ糖や、２個だけの麦芽糖などがありますが、それらの違いは数の差だけです。

これらは一度に分解できないので、唾液、胃液、膵液、腸液と段階を踏んで、すこ

三大栄養素の消化のしくみ

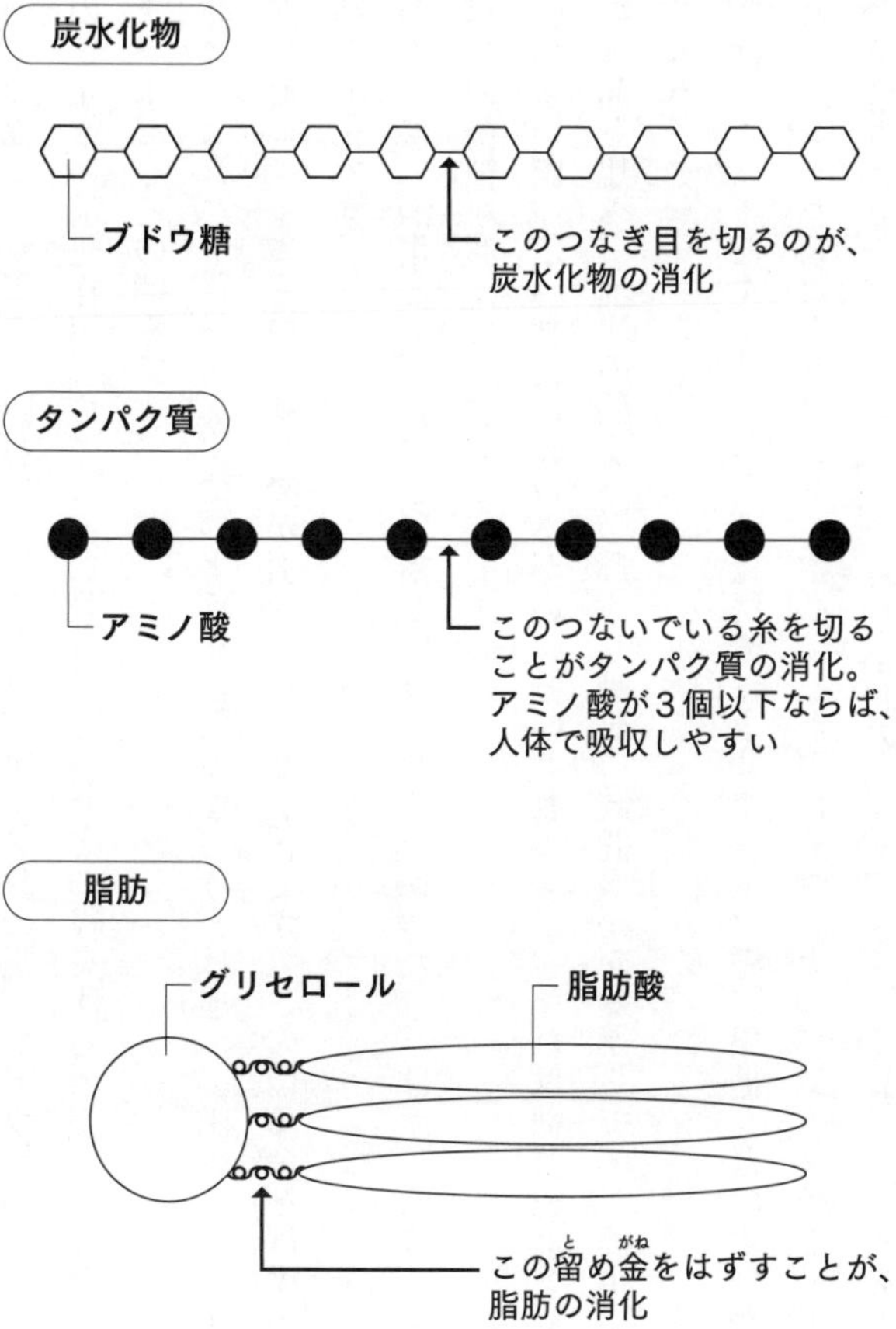
炭水化物
ブドウ糖
このつなぎ目を切るのが、
炭水化物の消化
タンパク質
アミノ酸
このつないでいる糸を切る
ことがタンパク質の消化。
アミノ酸が３個以下ならば、
人体で吸収しやすい
脂肪
グリセロール
脂肪酸
この留《と》め金《がね》をはずすことが、
脂肪の消化

（マハマン・ママドゥ博士のレポートと丸本淑生著『図解 豊かさの栄養学』より）

しずつ、つながった玉をていねいに切り取り、アミノ酸の玉、ブドウ糖の玉と分けていくのが正しい消化作用です。この切り分けるハサミの役をするのが、アミラーゼやプロテアーゼなどの酵素です。

脂肪は、タンパク質や炭水化物のような数珠つながりとは違い、143ページの図のようにグリセロールに三つの脂肪酸が引っかかった形状です。この留め金《とがね》をはずすことが脂肪の消化です。

このように、消化とは、食物を酵素というハサミで切ったり、はずしたりして、分子レベルの微細な形に分解することです。

脂肪の多い脂っこい食物は腹持ちがいいといわれますが、それは糖質やタンパク質主体の食品と比べ、消化の始まりが遅く、吸収に時間がかかるからです。簡単に説明しましょう。

糖質はアミラーゼを中心とした消化酵素によってブドウ糖、果糖などの単糖類に分解され、タンパク質はトリプシンを中心にした消化酵素によってジペプチドやアミノ酸まで分解されます。そして、いずれも小腸の腸絨毛から吸収され、門脈《もんみゃく》を通り、肝臓に運ばれます。

脂質もリパーゼによって、グリセリンと脂肪酸に分解されますが、その後、胆汁酸の乳化作用によりミセル化（小さくして水に溶けやすくする）され、親水性となり、腸管から吸収されます。

小腸上皮細胞に入った乳化物は、今度はタンパク質と結合し、カイロミクロンという大きなリポタンパク質を作ります。このカイロミクロンが、リンパ管から吸収され、リンパの流れに乗って腹部、胸部、心臓などを巡って動脈に移り、全身に運ばれるのです。

一部の脂質は、アミノ酸たちと一緒に門脈経由で肝臓に運ばれますが、脂肪成分の多くは、このリンパ経由の道のりをたどります。脂肪が分解に時間がかかるというのは、この長いプロセスがあるためです。

説明が長くなりましたが、要は、人間は食物をそのままでは吸収できないということです。フランスの文豪アレクサンドル・デュマが「人は食べたもので生きているのではない。消化したもので生きているのだ」といっていますが、至言です。

しかし、一度の食事で大量に体内に流れ込む、これらの物質をひとつずつていねいに切り離すことはたいへんな作業です。1万個もある数珠の糸を1個の玉にまで切り取るので、それがうまくいかず、10個、20個とくっついたままで消化が終わってしまい、大腸までいくことがあります。

これが「消化不良」という状態です。この状態は、栄養がしっかり吸収されないばかりか、さまざまな弊害が起きます。

のちほど、くわしく説明しますが、特にタンパク質が十分に消化されないと不消化タンパク質となって残り、大腸内でそれを悪玉菌（腐敗菌）が分解して、「窒素残留物」を作ります。

この窒素残留物が、がんや多くの難病も含む、あらゆる症状や病気の原因になっていくのです。すべての病気の出発点は、消化不良から始まるのです。

「リーキ・ガット症候群」

消化不良は、とんでもない現代病を作り出しています。それはアレルギーです。体内に取り込まれた栄養素は、小腸の腸絨毛で吸収されますが、この腸絨毛が炎症を起こすと、本来、絶対に吸収できない大きな分子を血液中に取り込んでしまいます。
炎症を起こした場所は、テニス・ラケットのガットが緩《ゆる》んで広がったようになります（149ページの図）。この症状を、「リーキ・ガット症候群（腸管壁浸漏《しんろう》症候群）」といいます。

通常は、分子レベルまでに分解された栄養素しか吸収されないのに、100個もアミノ酸が連なったタンパク質が入ってきたら、どうなるでしょう。これらは血液中に存在しないものです。私たちの免疫システムは、それを異物と判断し、抗体《こうたい》で包み込んでしまいます。体を守るこの行為で起こるのがアレルギーなのです。

これによって引き起こされる疾患は、喘息、鼻炎、花粉症、アトピー性皮膚炎などのアレルギー症状にとどまらず、今では膠原病《こうげんびょう》、クローン病、多くの神経疾患、潰瘍性大腸炎といった難病も、このリーキ・ガット症候群が影響しているといわれています。

さらに二〇〇七年四月、ハンガリーのブダペストで行なわれた世界肥満学会では、これらの疾患に加え、糖尿病、心臓病、肝障害、脳卒中、肥満までもが、密接な関係にあるのではないかと報告されました。こうなると、まさに、あらゆる病気の元凶です。

私も、リーキ・ガット症候群によって、これらの疾患が発症すると考えています。このような異物が体内に入れば、血液は汚れ、血液が汚れると、微小循環が悪化します。脳梗塞、心筋梗塞、糖尿病が起こるのも道理です。また、肝臓に障害が起きてもなんの不思議もありません。

病気の原因を知ることは、とても重要です。リーキ・ガット症候群は、小腸内の悪玉菌が出すアルカリ性物質によって腸の粘膜が溶かされ、腸壁が爛《ただ》れて起こります。その原因と見られているのが、化学薬剤の摂りすぎ、簡単にいえば、薬の飲みすぎです。

さらに喫煙、アルコールの過剰摂取なども関係していますが、やはり食物の影響が大きい。小腸内の腐敗ですね。

ここでも、タンパク質の過剰摂取が大きな要素を占めています。そしてショ糖（砂

「リーキ・ガット症候群」のしくみ

健康な小腸の壁

※小さな分子（分解された栄養素）しか通れない

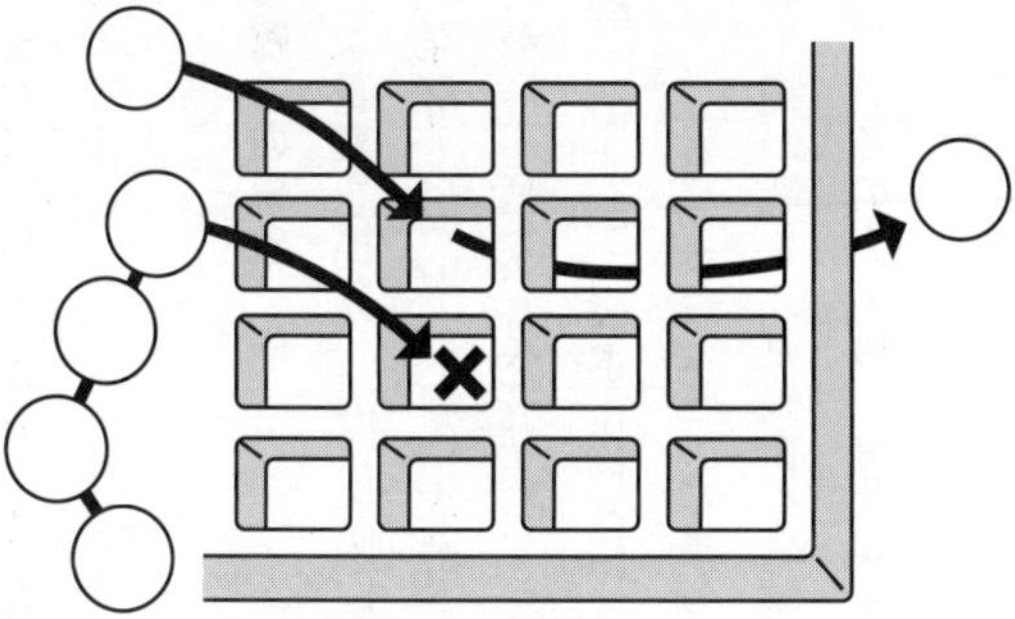

不健康な小腸の壁

※大きな分子（異物）も通ることができる

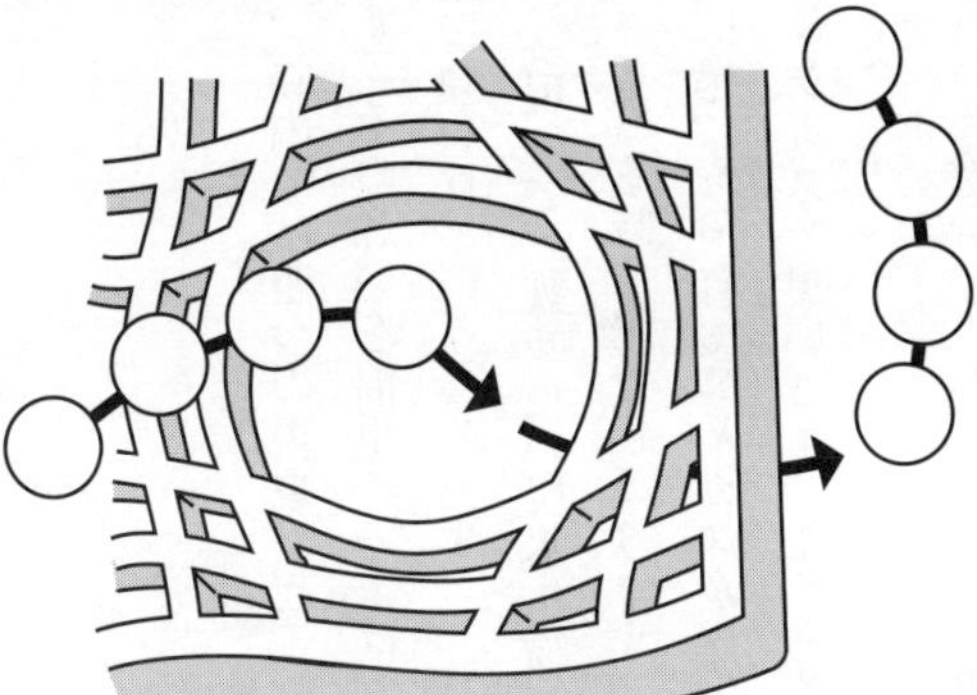

糖）の摂りすぎ。ショ糖は、腸だけでなく骨粗鬆症による骨の劣化、シミ、シワなどの肌の老化、それに記憶力を悪くするなどの脳の機能低下と、体のあらゆる場所で悪さをしているのです。

腸内で起こる四つの現象

口から三大栄養素を摂り、消化・吸収されたあと、腸内では四つの現象が起こります。それは「発酵」「腐敗」「異常発酵」「酸敗《さんぱい》」です。その違いを簡単にいえば、発酵は健康に向かい、腐敗、異常発酵、酸敗は不健康に向かうということです。

まず、「発酵」ですが、炭水化物という基質で起こる現象で、質の良い炭水化物（オリゴ糖、デンプン、食物繊維などの多糖類）を適量食べている時に腸で起こります。善玉菌という微生物が働き、有機物を分解している時に起こり、有機酸とガスが発生します。ちなみに、このガスは二酸化炭素と水素、メタンガスで臭《にお》いはまったくありません。

第3章で納豆やヨーグルトなどの発酵食品が菌の力で酵素を多く作り出し、人間の健康に大きく寄与すると述べましたが、人間の体でも同じことが起きているのです。ここでできるのが「短鎖脂肪酸」という有機酸です。短鎖脂肪酸については、のちにくわしく紹介します。

次は「腐敗」です。これは腸内の悪玉菌（腐敗菌）がタンパク質という基質にたかって生じる現象のことです。膵液や腸液に含まれるさまざまな酵素によって、タンパク質は小腸で消化され、アミノ酸になります。その時に消化する酵素が不足していたり、タンパク質を過剰摂取すると消化不良を起こします。すると、吸収されなかったタンパク質は、大腸に停滞し、腐敗の大きな原因になるのです。

その過剰アミノ酸や不消化タンパク質を悪玉菌が分解していきます。これが腐敗で、この時にできるのがアミノ酸代謝産物の「窒素残留物」です。この窒素残留物は、あらゆる病気の原因になる、人体にとってたいへん有害なものです。

代表的な窒素残留物を挙げてみましょう。スカトール、インドール、アミン、フェノール、硫化水素、アンモニアなど腸内を腐敗させるこれらの有害物質は、さらに強烈な発がん物質であるニトロソアミンを作り出します。

これらのさまざまな有害物質が腸から吸収され、血液を汚していきます。毛細血管はよどみ、それらを取り込んだ細胞は機能が混乱し、生み出された大量の老廃物が組織に停滞し、血行不全や破壊を進めていきます。

こうして、さまざまな生活習慣病を招くのです。タンパク質は、体に絶対に必要であり、大事な栄養素ですが、摂りすぎると怖い栄養素でもあるのです。

窒素《ちっそ》残留物と二次胆汁酸《たんじゅうさん》が一緒になると……

「異常発酵」は、炭水化物の摂りすぎで起こります。適度な量の炭水化物は、先述の通り、腸で発酵現象を起こし、健康の元となりますが、それでも摂りすぎると腐敗を起こします。

その原因は食べすぎです。遅い時間に摂る夜食やストレスも関係してきます。食べてすぐ寝ると消化がスムーズに行なわれません。また、加熱食が多いのも、異常発酵の原因になります。食物酵素が働かず、消化作業が進まないからです。

このような状況の時、消化できなかった炭水化物の残留分が腐敗しますが、この時のオナラは臭《くさ》くなります。オナラの臭いは、腸内が発酵状態なのか、異常発酵しているか、の大きな目安となります。

「酸敗」は、脂質が腸内で酸化して生じる現象です。酸敗も、腐敗の一種でたいへん問題のある現象です。

酸敗での問題は三つあり、ひとつ目は、大腸の悪玉菌が繁殖することです。ふたつ目は二次胆汁酸ができてしまうことで、三つ目は二次胆汁酸ができる時に悪玉菌が腸内のアミノ酸を引っ張ってきて、窒素残留物が作られてしまうことです。

悪玉菌の繁殖や窒素残留物の怖さはさきほど述べた通りですので、ふたつ目の二次胆汁酸について説明します。

一次胆汁酸とは、肝臓でできるコール酸とケノデオキシコール酸のことで、通常の胆汁を指します。人間は、１日に１リットルも体内で生成しています。その役割は、脂肪を乳化し、消化酵素のリパーゼの働きを助けることと腸の蠕動運動を活発化し、排泄の補助をすることです。ほかにも、毒性細菌を殺すなど多くの役目を担っています。

その胆汁が腸内細菌の悪玉菌によってリトコール酸、デオキシコール酸などに変化したものが二次胆汁酸です。これは猛毒で、窒素残留物が作るニトロソアミンと一緒になると、大腸がんの大きな原因となります。

酸敗は、大腸がんのみならず、そこから生じる毒素が全身に回り、痛みやコリの症状となります。最終的には、生活習慣病や難病、全身のあらゆる臓器のがんに波及していきます。

酸敗を起こす原因としては、やはり脂肪の摂りすぎです。酸化した油や劣化した油、トランス脂肪酸（第5章で詳述）など質の悪い脂肪の摂取も、大きな原因になります。

新説・腸内細菌の酵素は体外酵素である！

第2章で、草のセルロース（食物繊維）を分解する牛の胃の機能を紹介しました。四つある胃のうち、第一胃（ルーメン）に無数にいる細菌（ルーメン菌）や原虫の働きです。牛は、咀嚼《そしやく》により食物を行ったり来たりさせながら発酵させ、その発酵で生まれたエネルギーを取り込んでいます。

実は、この機能は人間にもあります。それが、小腸や大腸に生息している腸内細菌です。腸内細菌は、腸内フローラ（腸内に花畑のように腸内細菌が群生している状態）が形成されている大腸が有名ですが、小腸にも相当量が存在しています。

その場所は、消化が行なわれない回腸《かいちょう》部分です。小腸、大腸は、ともに連絡しあっており、腸管免疫（後述）の主役が小腸、腸内細菌の活躍の主戦場が大腸です。ちなみに、善玉菌も小腸と大腸では違いがあり、小腸は乳酸菌、大腸はビフィズス菌がその主体です。

腸内細菌の総数は、400種・400兆個とされますが、最近では1000種・1000兆個ともいわれています。人間の細胞が100兆個ですから、それをはるかに超える数の細菌が腸にびっしりと棲みついているわけです。

その重さは、1~1・5キログラムもあり、重要臓器である肝臓の重量に匹敵します。糞便《ふんべん》の約半量は、腸内細菌かその死骸《しがい》であるといわれています。

腸内細菌には、ビフィズス菌や乳酸菌などの「善玉菌」、ウェルシュ菌や大腸菌などの「悪玉菌」、どちらにもなりうる「日和見菌《ひよりみ》」があります。

理想的な比率は、善玉菌3、悪玉菌1、日和見菌6といわれていますが、私は善玉菌3・5、悪玉菌0・5、日和見菌6だと思っています。いずれにしても、悪玉菌の存在は許されているわけです。悪玉菌と呼ばれていますが、この菌はこの菌にしかできない仕事があります。

たとえば、コレラ菌などが体内に侵入すると、悪玉菌は束《たば》になって攻撃します。外からのより強烈な菌に対応するために、悪玉菌は存在しているのです。

ただ、過剰になると腸内を腐敗させ、さまざまな疾病を引き起こすので悪玉菌と呼ばれているのです。コレステロールにも〝悪玉〟と呼ばれているものがありますが、すべて私たちの体には必要なもので、存在を全否定されるようなものはありません。

この腸内細菌は、〝第二の臓器〟ともいわれますが、私たちの体が所有する組織ではありません。腸内細菌は、腸に棲みついている微生物であり、人間と共生関係にあります。

私たちは、彼らの宿主《やどぬし》であり、そして私たちが摂取した栄養分の一部を腸内細菌は

悪玉菌も、病原菌から体を守っている

病原菌	対応する防御細菌
赤痢菌	・大腸菌（常在性） ・アエロゲネス菌 ・クロストリジウム（CRB） など嫌気性細菌群
サルモネラ菌	・バクテロイデス ・ミツオケラ＋バクテロイデス ・クロストリジウム
ボツリヌス菌	・嫌気性細菌群
病原性大腸菌	・嫌気性細菌群（特にクロストリジウム＋ユウバクテリウム）
緑膿菌	・嫌気性細菌群（特にクロストリジウム＋ユウバクテリウム）
コレラ菌	・大腸菌＋腸球菌＋プロテウス ・腸球菌＋ウェルシュ菌 ・大腸菌＋エロゲネス菌＋プロテウス＋腸球菌

おもな栄養源として、分解・合成などの発酵活動をして増殖し、同時にさまざまな代謝物を産出しているのです。その代謝物を、今度は私たち宿主がエネルギー源や体の構成要素として利用しているわけです。

この分解・発酵には、牛のルーメン菌と同じように善玉菌の酵素が活躍していま す。今まで、人間には消化できないとされていたセルロースも、ある程度、分解・発酵できることが現在、わかっていますが、それは、この善玉菌の酵素によるものだったのです。

第1章で、酵素の種類を図（41ページ）にして、潜在酵素（体内酵素）と体外酵素を分類しました。私は、この腸内細菌の酵素も、その分類表に入れるべきと考えています。

問題は、その分類です。腸は体内にありますが、腸内細菌は人間の臓器ではなく共生物ですから、「内」ではなく「外」と表現すべきでしょう。ですから、体外酵素として、食物酵素と併記しました（159ページの図）。これは、本書ではじめて発表する私の新説であり、酵素栄養学や酵素関連の書籍には掲載されていません。

酵素の種類・鶴見新説

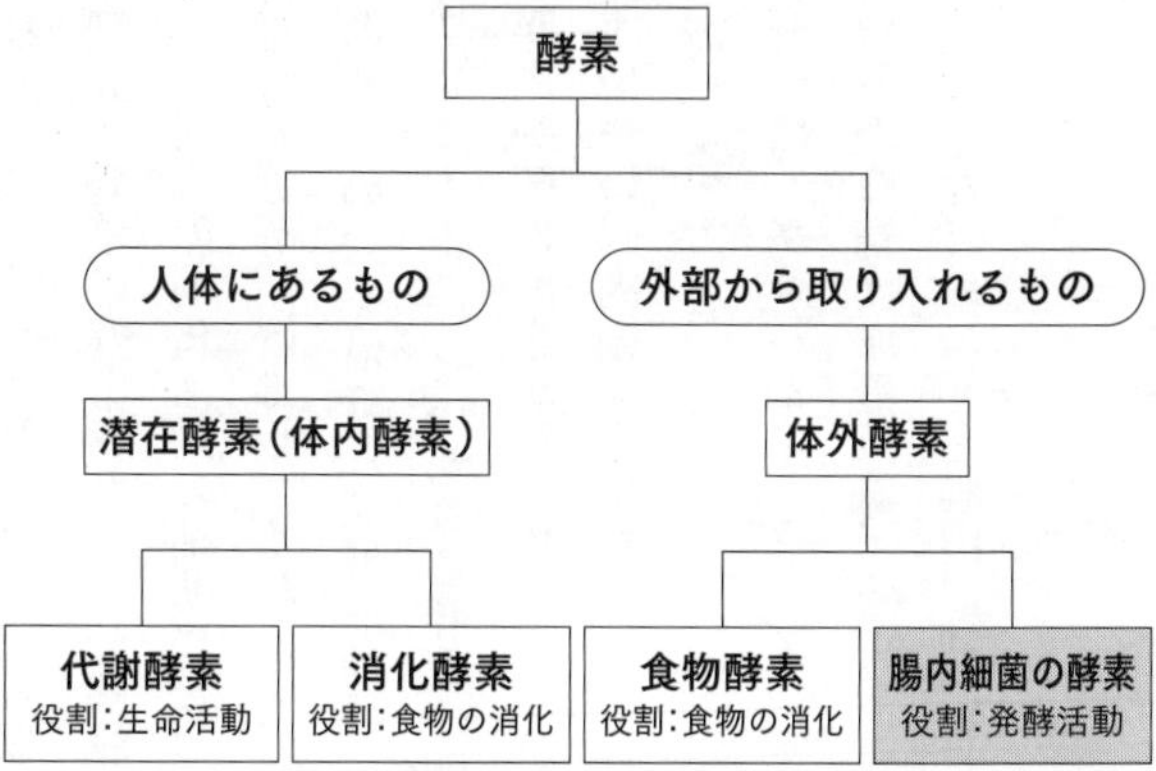

肝臓に匹敵する、腸内細菌の働き

腸内細菌の働きは多岐にわたり、病原菌の排除、有害・発がん物質の分解・排泄、ビタミンの合成、ホルモンの産生、腸内pHの調整、腸の蠕動運動の活性化などがあります。

また、〝快楽物質〟ドーパミンを脳へ送る働きや、免疫力も活性させたりします。まさに八面六臂《はちめんろっぴ》の活躍です。

腸内細菌と酵素の働きをくわしく見てみましょう。

腸内細菌も、人間と同じように、何かを食べなければ生きていけません。私たち人間がタンパク質を消化酵素で分解し吸収しているように、腸内細菌は周囲にある食物、たとえば、小腸では消化されない食物繊維や三大栄養素の残留物などに分解酵素を分泌し、分解することで利用しています。これが、人間の消化活動の補助になっています。その働きはめざましく、農薬などの有害物質も分解・解毒してくれます。

この酵素の力を借りた発酵活動は、人間が作り出せない栄養素を産出するなど、〝人体の化学工場〟といわれる肝臓の働きに匹敵します。私たちの体内酵素の働きも、この腸内細菌の酵素が活性化してくれます。

健康に良い腸内細菌の働きとは、善玉菌の活動です。その善玉菌を増やす方法は2通りあります。

ひとつは「プロバイオティクス」で、ヨーグルトなどを飲み、乳酸菌という微生物を直接外から補充する方法です。もうひとつは「プレバイオティクス」で、食物繊維やオリゴ糖などのエサを腸内に補給し、善玉菌を増殖させる方法です。

がんと食物繊維の関係

それでは、この食物繊維が人間の健康に、どれくらい大きな影響を持っているかを説明しましょう。

食物繊維は、炭水化物の一種ですが、一昔前までは「食物の残りカス」という扱いでした。しかし最近では、評価はうなぎのぼりで「人間の体で消化できないもの」という定義が何度も修正され、現在では「小腸までの過程で消化されずに大腸にいたる食品成分」と書き直されています。

そして、その重要性が認められ、今では第六の栄養素として積極的な摂取が求められているのです。

食物繊維は、水に溶けやすい水溶性食物繊維と水に溶けにくい不溶性食物繊維に分類されます。水溶性食物繊維は熟した果物や海藻に、不溶性食物繊維は米、麦などの穀類や大豆、野菜の根菜《こんさい》類に多く含まれています。

食物繊維のおもな作用は、次のようなものです。

①便の構成要素となり、便量を増やす
②腸の蠕動運動を活発にして、内容物を速《すみ》やかに移動させる
③発がん物質、有害菌、有害物資を吸着して、便として排泄する
④消化管の働きを活発にする
⑤糖の吸収速度を遅くして、食後の血糖値の上昇を防ぐ
⑥胆汁酸を吸着して、便として排泄する
⑦コレステロールの余分な吸収を防ぐ
⑧ナトリウムの過剰摂取を防ぐ
⑨善玉菌のエサになり、腸内環境を改善する
⑩膵液や胆汁の分泌量が増え、酵素の量を多くする
⑪不溶性食物繊維キチン・キトサンは、脂肪の過剰摂取を抑制する
⑫短鎖脂肪酸のエサになる

水溶性食物繊維は、コレステロールや糖質の余分・急激な吸収を妨《さまた》げ、血清《けっせい》コレ

ステロールや血糖の上昇を抑えます。不溶性食物繊維は、腸の働きを刺激して、腸内に発生した有害物質を排出させます。

このように食物繊維は、脂質異常症、糖尿病、動脈硬化などを防ぎ、便秘を解消させます。また、すべてのがんの予防に大きな役割をはたします。食物繊維は、酵素食とともに人間の健康を維持する重要なものだったのです。

日本人の食物繊維の平均摂取量は、１日15～16グラム程度です。厚生労働省の栄養所要量では20～25グラムですから、相当に低い数値です。しかし私は、これでも低く、30～40グラムの摂取が理想だと思っています。

しかし実際には、日本人の食物繊維の摂取量は年々減少しており、この50年で半減しています。がんや糖尿病など、多くの慢性疾患の急増は、この食物繊維摂取量の減退がおおいに影響していると私は考えています。

腸内環境の崩壊が、多くの病気を招いているのです。

健康のカギを握る「短鎖《たんさ》脂肪酸」

さきほど、腸内で起きる四つの現象のうち、「発酵」で産生する有機酸について述べましたが、この有機酸こそ、「短鎖脂肪酸」です。大腸内で、善玉菌が持つ酵素の働きによって行なわれる食物繊維（糖質）の発酵で生じます。

脂肪酸には、炭素数12以上の「長鎖脂肪酸」、7～11の「中鎖脂肪酸」、6以下の「短鎖脂肪酸」があります。

短鎖脂肪酸は飽和脂肪酸ですが、不飽和脂肪酸には、短鎖脂肪酸や中鎖脂肪酸は存在しません。

飽和脂肪酸というと、肉類の脂肪や乳製品の脂肪に多く含まれ、中性脂肪やコレステロールを増加させ、動脈硬化を促進させるものとして、悪者扱いされますが、とんでもない話です。

もし、飽和脂肪酸がなくなったら、細胞膜はボロボロに崩壊し、細胞が存在できなくなります。細胞膜形成に欠かせない栄養素なのです。ありすぎたり、摂りすぎたりすると問題なだけの話です。

脂肪酸の種類

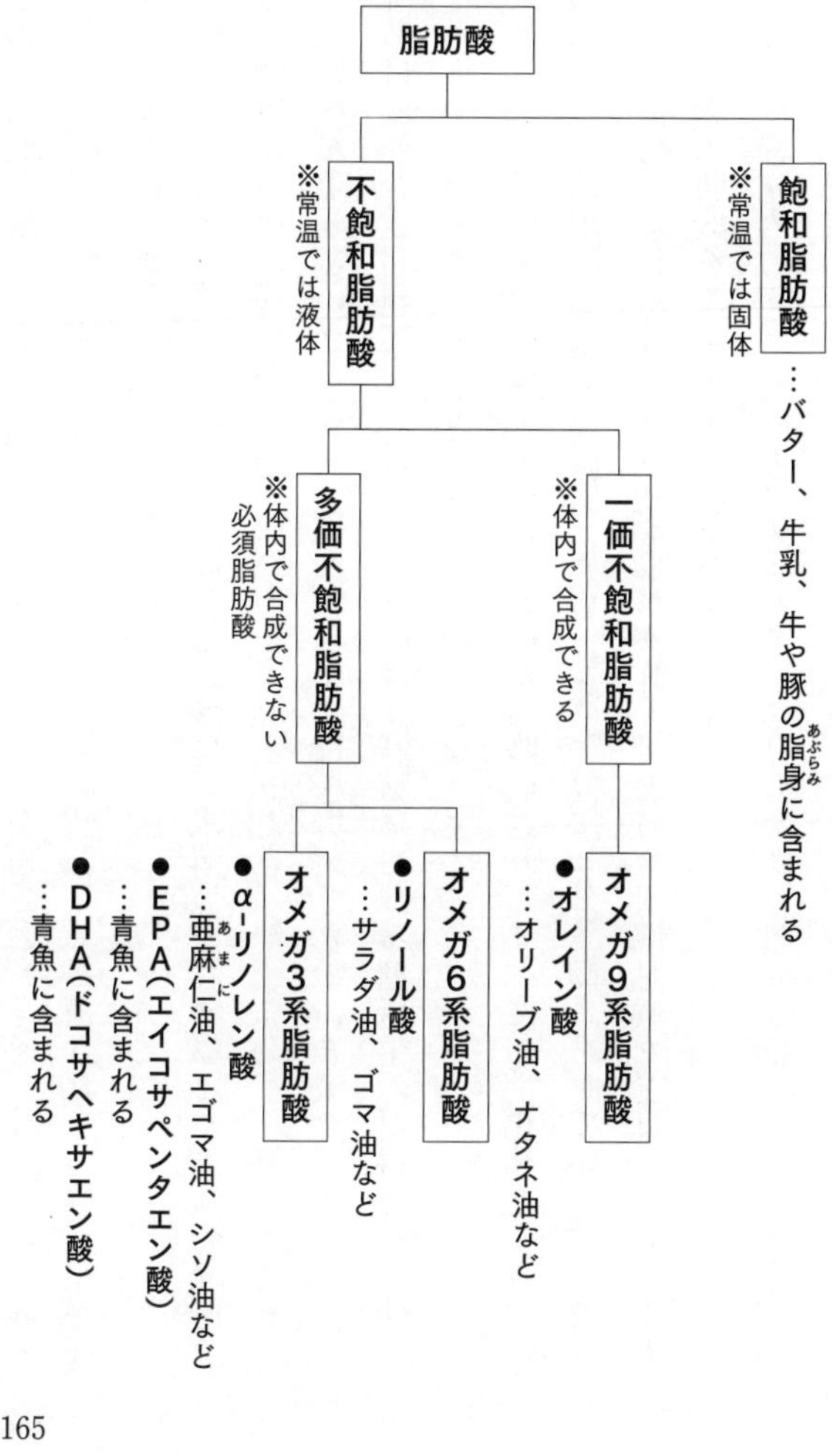

脂肪酸
飽和脂肪酸
※常温では固体
…バター、牛乳、牛や豚の脂身《あぶらみ》に含まれる
不飽和脂肪酸
※常温では液体
一価不飽和脂肪酸
※体内で合成できる
多価不飽和脂肪酸
※体内で合成できない
必須脂肪酸
オメガ9系脂肪酸
●オレイン酸
…オリーブ油、ナタネ油など
オメガ6系脂肪酸
●リノール酸
…サラダ油、ゴマ油など
オメガ3系脂肪酸
●α-リノレン酸
…亜麻仁《あまに》油、エゴマ油、シソ油など
●EPA(エイコサペンタエン酸)
…青魚に含まれる
●DHA(ドコサヘキサエン酸)
…青魚に含まれる

この短鎖脂肪酸は、炭素の鎖の連結が短いために分解されやすく、すぐにエネルギー源として利用されやすいのです。ちなみに、体脂肪として蓄積されるのは、鎖が16以上ある脂肪酸であり、短鎖脂肪酸ではありません。

酢酸、プロピオン酸、酪酸《らくさん》などの短鎖脂肪酸は、水溶性の食物繊維や糖質の発酵で生じる物質で、その働きが人間の免疫力を上昇させたり、健康を向上・維持させるうえでたいへん重要ということで、最近大きな注目を集めてきています。

酢酸は脂肪合成材料です。プロピオン酸は、肝臓における糖新生《とうしんせい》の材料として使われています。酪酸は大腸の主要部分の栄養素となります。

これらは、その95パーセントは大腸粘膜から吸収され、すべての消化管と全身の臓器の粘膜上皮《じょうひ》細胞の形成と増殖を担い、粘液を分泌させる働きをしています。胃液も腸液も膵液も胆汁もすべて短鎖脂肪酸が作っており、大腸粘膜などは100パーセント、短鎖脂肪酸をエネルギー源としています。

さらに、細胞内のミトコンドリアに働き、エネルギー活性化を促します。また、腸のpHを下げ、殺菌力を高めます。がんのアポトーシス（プログラムされた細胞の自死）

短鎖脂肪酸の働き

酢酸	抗菌活性、生合成素材、エネルギー源、血清コレステロールの上昇、酸素の摂取機能を高める、結腸の血流促進、カルシウムの吸収促進
プロピオン酸	抗菌活性、糖新生の促進、血清コレステロールの低下、カルシウムの吸収促進
酪酸	抗菌活性、大腸粘膜のエネルギー源、抗がん性、がん遺伝子の抑制、細胞分化、正常細胞の増殖促進、HIV抗原の顕在化、アポトーシス(がん細胞の死を促進など)、ヘモグロビンの合成促進

にも、かかわっています。

要するに、動物や人間の体液（粘液）のかなりの部分を作り、細胞のミトコンドリアを活性させ、免疫の強化に寄与しているのです。

二十一世紀に解明、短鎖脂肪酸の働き

あらためて、短鎖脂肪酸の働きを列記してみます。

抗菌活性、カルシウムの吸収促進、抗がん性、正常細胞の増殖促進、糖新生の促進など。

私は、酵素サプリや酵素食のプログラムで、この短鎖脂肪酸を増やし、免疫力を上

げる治療法を行なっていますが、がん治療で大きな効果を上げています。私見ですが、短鎖脂肪酸がはたしている役割の発見は、ファイトケミカルの発見に並ぶほどの価値があると思っています。

短鎖脂肪酸の研究は、昔からなされていました。それは、第2章で紹介した「牛や馬が草しか食べないのに、なぜ筋肉を作れたり、霜降《しもふ》りの脂ができるのか」という研究者たちの素朴な疑問から始まりました。

研究は一九四〇年頃から始まりましたが、その働きをつきとめたのは二〇〇〇年以降、なんと60年の歳月が費《つい》やされています。

発酵を繰り返すことで、草からアミノ酸が大量に抽出《ちゅうしゅつ》され、それを吸収することで筋肉ができる。そして、その発酵によって有機酸（短鎖脂肪酸）が発生し、大腸で吸収され、肉の霜降りができる。

長い間、その働きがほとんど無視されていた短鎖脂肪酸に、これほどの力があることが、おもに獣医大学の研究者たちによってわかったのです。

この短鎖脂肪酸の一番の材料は、熟した果物、わかめ、昆布などに含まれる水溶性の食物繊維です。穀物、大豆、キノコに含まれる不溶性の食物繊維も材料となります。

ほかには黒酢、酢、梅干し、ピクルス、酢のもの、ラッキョウ、漬物、キムチなどの発酵食品も、短鎖脂肪酸の材料になります。

糖質制限ダイエットの危険な落とし穴

最近、「糖質制限ダイエット」や「低炭水化物ダイエット」が人気のようです。食事から糖質を極力制限し、そのかわりに、肉はいくら食べてもいいというダイエットです。

やせる理由に挙げられているのは、インスリンというホルモンです。

食事で摂った糖質は、体内で消化され、ブドウ糖として血液に送られます。そこでインスリンが分泌され、細胞に取り込まれます。しかし、血液中にブドウ糖が増えすぎるとインスリンが過剰に分泌され、増えすぎたブドウ糖はどんどん細胞に取り込まれます。そして、取り込まれた一部が脂肪に形を変え、皮下脂肪として蓄積されるのですが、タンパク質や脂肪はインスリンが分泌されにくいので、いくら食べても、脂肪が増えにくいというのが、人気の秘密のようです。

私は、このダイエット法はとても危険だと思っています。なぜなら、ブドウ糖だけが栄養になる臓器が人体には四つもあるからです。

その四つとは、肺の粘膜、神経組織の内膜《ないまく》、眼の水晶体、血管壁です。脳もブドウ糖を栄養源としますが、ブドウ糖がない場合はアミノ酸からブドウ糖を作る糖新生や脂肪を分解して作るケトン体を栄養源にするので、この四つには入りません。

このダイエットを長期間続けると、四つの臓器に栄養が不足することになり、最終的には肺気腫、神経痛、白内障を起こすリスクが高まります。血管もダメージを受けるでしょう。

アメリカでは、このダイエット法を「アトキンス・ダイエット」といい、私の知人も行なっていました。たしかに、やせることはやせます。

ただ、動脈硬化の促進が見られるなど、体調は悪くなっていました。血液がドロドロになり、微小循環が悪化するのです。腎臓にも多くの負担がかかり、腎炎や腎不全なども発症しやすくなります。

何よりも、腸内環境が悪化します。腸内で起きる四つの現象のうちの発酵がなく、タンパク質の摂りすぎで起こる腐敗や脂肪の摂りすぎで起こる酸敗が起きてしまうからです。そして、その結果生じた窒素残留物が、がんを含め多くの病気を発症させることは述べてきた通りです。また、発酵がなければ、善玉菌のビフィズス菌が作る有機酸の短鎖脂肪酸も作れません。

さきほど説明した短鎖脂肪酸の力を理解すれば、糖質制限ダイエットの怖さはおわかりいただけると思います。糖類、デンプン、セルロースなど炭水化物は、体に有用で、とても大事な栄養素なのです。

明治時代、ドイツ人医師が感嘆した日本の食事

糖質と酵素の力を示す、おもしろいエピソードを紹介しましょう。

一八七六年、明治政府の要請で東京医学校（現・東京大学医学部）教授として招かれたドイツ人医師エルヴィン・フォン・ベルツの日記にそれは残されていました。

ベルツは、草津温泉の泉質を調査し、その湯が体に良いことを証明して、草津温泉を有名にした人です。

当時、東京など市中の乗りものは人力車がほとんどでした。ベルツは、車夫の強靭な体力に感嘆していましたが、医学的関心からその体力がどれくらいか測りたくなったようです。そこで行なったのが、車夫と馬との日光までの競争です。

東京から日光までは約150キロの道のりです。ベルツは、馬を6回乗り換え、14時間かけて日光に着きました。いっぽうの車夫は、人間ひとりを乗せて走り通し、ベルツより遅れること30分で日光に到着しました。

ベルツは、たいへん驚きました。いったい車夫は何を食べ、これほどのパワーを発揮したのか、と。

そこで、道中での車夫の食事内容を聞き出します。車夫の弁当の中身は「玄米の握り飯、味噌大根の千切り、たくあん」だけでした。この内容を聞き、ベルツは驚愕《きょうがく》したといいます。

これは一見貧しく、質素な食事に見えますが、理に適った食事でもあるのです。まず、食物繊維が多いこと。また、酵素も酵母も多く、エネルギー代謝を助けるビタミンB群もあります。ミネラルも豊富で、車夫の腸内は発酵という現象が起こっていたと思います。足りないのは、ビタミンB_{12}くらいです。

ベルツはドイツに帰国後、このことを報告し、ドイツ国民に広く穀物、野菜類の摂取を提唱しています。

腸は、人体の「外」にある⁉

食物は胃と腸で消化され、栄養素吸収と糞便形成がなされます。吸収された栄養素は、血液によって全身の細胞組織に回り、エネルギー代謝が行なわれます。腸・血液・細胞は三位一体なのです。そして、すべての部分で酵素が活躍しています。

食物の通り道である口腔《こうくう》から食道、胃、小腸、大腸、肛門までは、1本の長い管として、「内なる外」と呼ばれており、医学的には「外」とされています。なぜなら、これらの臓器は体の内側ですが、皮膚と同じように、外界からの刺激にさらされているからです。

だからこそ、外から侵入する細菌やウイルスなどに対抗するための、大きな免疫組織が備わっているのです。では、「内なる内」はというと、消化管を除くすべての実質臓器を指します。血液、肺臓、肝臓、心臓などです。

人間の体は、ホメオスタシス（恒常性維持機能。哺乳類では自律神経と内分泌腺が主体となって行なわれる）によって、pH7・35〜7・45の弱アルカリ性に保たれています。

生命が誕生した時、最初の細胞のpHは、太古の海のpHに近かったのでしょう。それが長い年月の間に進化を遂《と》げ、現在の動植物のpHになっていったのです。

人間の体液はpH7・4前後の弱アルカリ性といいましたが、皮膚や髪の毛は、細菌やカビから守るためpH5・5〜6・5の弱酸性です。胃は、通常pH5以下ですが、食物が入ってくるとpH1・5くらいの強酸になります。この強い酸で、食物を溶かし、細菌を殺しているのです。

小腸はpH5〜6・5、大腸はpH5〜6の弱酸性に保たれています。その理由は、胃酸でも殺されずに残った悪い細菌や、あらたに繁殖した細菌などに備えるためです。

このpHを見ても、消化管が「内なる外」であることがわかります。人間は、「外は酸性、内はアルカリ性」なのです。

ただし、ひとつだけ例外があり、十二指腸は弱アルカリ性です。これはpH８にならないと、膵臓酵素が働かないからです。食物が胃から十二指腸に入った時、コレシストキニンとセクレチンというホルモンが分泌され、重炭酸塩を十二指腸に送ります。これで、一気にpHがアルカリ性になり、膵臓からのアルカリ性酵素は、酸で変性されずに働けるのです。

それでもpHは、次の空腸《くうちょう》、回腸で、また酸性に戻ります。

胃薬を長期間飲み続けると……

消化管が酸性でなければいけない理由について、胃を例にとって説明してみます。

食物を消化する胃液は、胃腺からの分泌物です。胃液は、三つの成分から構成され、無色透明で、粘《ねば》り気《け》のある強い酸性を帯びています。

胃腺の深部に位置する主細胞からは、タンパク質分解酵素ペプシンのプロ酵素ペプシノーゲンが分泌されています。このペプシノーゲンは、胃腺の中央部に位置する壁《へき》細胞から分泌される塩酸（胃酸）と混じりあい、ペプシンに変わります。この塩酸のおかげで、胃は強い酸性を維持しているのです。胃腺の上部に位置する副細胞からは、粘液が分泌されています。

胃のpHが5以上になると、胃液の分泌量が少なくなってきます。それは、胃粘液も出なくなるということです。胃粘液は、厚さ1ミリにも満たない薄いベールとして胃粘膜表面を覆い、含まれているアルカリ性の成分（重炭酸イオン）で、胃酸の酸性（塩素の水素イオン）を中和しています。中和されることで、胃粘膜が胃酸（塩酸）などからダメージを受けないように保護しているのです。

胃粘膜は分厚く、胃酸にも強い構造をしていますが、胃粘液が出なければ、穴が開いてしまいます。

胃にも細菌はいます。しかし、強い胃酸のおかげで数は少なく、1グラムあたり100個ほどに保たれています。胃酸が薄まれば、この細菌が繁殖を始めます。なかでも有名なのがピロリ菌で、胃粘膜を荒らし、胃潰瘍や胃炎を起こします。現在、ピロリ菌は、がんを発生させることがわかってきています。

胃粘液が出なくなると、粘膜は、ピロリ菌など悪しき細菌の攻撃に直接さらされてしまいます。さきほど紹介した、臓器の粘液を作る短鎖脂肪酸の重要性がここでもわかりますね。

胃酸過多での胃の荒れを防ぐため、胃薬（制酸剤）を飲む人は多いと思いますが、胃薬の飲用は大きなリスクを抱えます。初期の段階で、潰瘍を治すという効果はあります。胃酸過多が治り、潰瘍が修復するからです。

しかし、長期に飲み続けると胃酸は薄まり、ほとんど出なくなります。すると、胃のpHはぐんぐんと上昇し、細菌が無制限に繁殖します。そして胃壁は、菌に侵され再び潰瘍になり、がんの大原因にもなるのです。

また、アルカリイオン水などアルカリ度の高い食品も注意が必要です。頻繁に摂ると、胃酸を薄めてしまうからです。

小腸がんが最近、増えている理由

昔は、小腸では、めったにがんが発生しませんでした。はっきりとした理由はまだわかっていませんが、「小腸粘膜は非常に新陳代謝が激しく、がん化が起こっても、がん細胞が剝《は》がれ、体内からすぐに排泄される」というのが定説です。

ほかにも理由があり、小腸は6〜7メートルで、腸全体の長さの3分の2を占めているにもかかわらず、「食物の通過時間が4〜5時間と速く、そのため発がん物質との接触時間が少ない」という説もあります。後述しますが、免疫細胞が小腸に集中しているという理由も有力です。

しかし、最近、その珍しいといわれる小腸がんが増えています。

十二指腸を除き、小腸は弱酸性でなければいけないのですが、最近の傾向として空腸、回腸でもpHが7以上になることが多くなっています。言い換えれば、十二指腸で上がったpHが、小腸で下がらなくなっているのです。

pHを上げる要因は、ショ糖の入った食品の過剰摂取です。ショ糖は、カンジダ菌などの悪玉菌の強い繁殖剤ですが、これらの悪玉菌がショ糖を食べて繁殖すると、pHのコントロールが利《き》かなくなり、空腸、回腸でもpHが下がらなくなります。

悪いことに腸内が腐敗すると、膵臓から重炭酸塩が出なくなり、十二指腸で胃からの内容物の酸性が中和されません。そのためpHが上がらなくなります。すると膵酵素が出なくなり、消化ができなくなります。結果、また腸内は腐敗するのです。まさに悪循環です。この腸内の腐敗が、小腸がんを発生させているのでしょう。

また、肉、魚などの動物性タンパクの摂りすぎも細菌を繁殖させます。現在の日本の食生活の乱れが、昔の日本人にほとんどなかった小腸がんを生み出しているのです。

ちなみに、胆管がんも、胆のうがんも、小腸のpHがアルカリ性に傾いた時に出現します。小腸のpHは、弱酸性でなければいけないのです。

「人間は弱アルカリ性だから、健康のためにはアルカリ性食品をいっぱい摂らなければ」と懸命になっている人もいますが、さきほど挙げたアルカリイオン水などの大量摂取も危険を増大させるので要注意です。

体を冷やすと、がんになりやすい

人間の臓器で、がんにならない場所はふたつあります。それは、心臓と脾臓《ひぞう》です。逆に、がんになりやすい場所は、食道、胃、肺、大腸、子宮です。これを分ける理由は明白で、温度です。冷える場所が、がんにかかりやすいのです。

心臓はつねに動き、熱を生じていますし、脾臓は赤血球が集まっているところなので温かいのです。心臓で40度台、脾臓も40度近くあります。

「冷えは万病の元」といいますが、管腔《かんくう》臓器（口→食道→胃→十二指腸→小腸→大腸→直腸→肛門を長いひとつの管《くだ》として臓器を見る）は、外界とつながっているために冷えやすいのです。

「冷えるとがんになりやすい」には酵素の機能もかかわっています。酵素は冷えるとその働きが鈍《にぶ》くなるからです。がん患者さんは、おおむね35度台の低体温です。体温が1度落ちると、酵素の働きは約50パーセントも落ちます。だから体を冷やさない、いつも温める、というのは、この面からもすばらしい健康法です。ちなみに、人間の適性体温は36・5度です。

体を温めるといえば、温泉療法というのがあります。温泉に行くと、打ち身、肩こりに効く、リウマチが治る、慢性病に良い、などの効能が書かれていますが、なぜ良いのか、その理由がはっきりと書かれているのはあまり見たことがありません。ほとんど、効能ばかりです。

私は、その理由は代謝酵素の活性化につきると考えています。良質の温泉は、体の芯《しん》から温まります。全身の血液循環、特に毛細血管の流れ、微小循環が著しく改善します。ここが改善することで、代謝はきわめて良くなります。代謝酵素が活性化すると、全身の臓器が円滑に機能し、解毒・排泄もスムーズにいきます。それが、たとえ一時的であっても体には効果が出ます。

温泉の効能の差は、どこまで体を深く芯から温められるかの違いではないでしょうか。その差を作っているのは、含まれている天然のミネラルの量によっているのだと思います。

小腸にある「腸管免疫《ちょうかんめんえき》」を活性化させる

「腸は内なる外」、だから弱酸性に保たれていると先述しました。細菌を殺したり、繁殖させせないためです。

腸は、栄養素を分解・吸収している大事な臓器ですが、働きはそれだけでなく、食物と一緒に外から侵入してくる有害物質や病原菌など、あらゆる異物を食い止める〝関所〟にもなっています。腸は、人体最大の免疫臓器でもあるのです。

胃も、胃酸で殺菌しますが、最大の免疫臓器は小腸です。人間の腸管の長さは、個人差はありますが、小腸が6～7メートル、大腸が約1・5メートルで、小腸を広げるとその表面積はテニスコート1・5面分にもなります。

人間は、腸管から栄養を体内に取り込みますが、この腸管が有害物質、異物に侵されることは、人体にとって重大な危機となります。そうならないために、腸管には、免疫細胞が集中しているのです。

免疫細胞のひとつにリンパ球がありますが、全身のリンパ球の70パーセント以上が小腸に集中しています。そして、腫瘍免疫（がん細胞に特異的に働く免疫）は、全身の

80パーセントが小腸にあります。

これを「腸管免疫」といいますが、そのシステムを代表するものがパイエル板という集合リンパ節です。リンパ節とは、リンパ管が枝分かれする部分にある腺のことですが、回腸を中心に１８０～２４０カ所存在しています。

小腸は、十二指腸、空腸、回腸から構成されていますが、回腸は小腸下部にあって小腸全体の５分の３を占めており、おもに吸収を受け持っています。空腸も吸収をしますが、回腸が最終的な栄養素の吸収部門です。ここにパイエル板があります。

パイエル板の表面にある円柱上皮細胞の一部にＭ細胞（腸管上皮細胞）があり、ここで病原菌などを取り込み、抗原提示細胞《こうげんていじ》のマクロファージや樹状細胞などと反応します。

抗原提示とは、「これが犯人の特徴」と病原体の指名手配写真を見せているようなもので、これに反応してＴ細胞（リンパ球の一種。免疫応答の司令塔）やＮＫ細胞（ナチュラルキラー細胞。殺傷力に富むリンパ球）などが活性化し、免疫反応が起こります。

この腸管免疫を活性化させれば、体全体の免疫力を強力に向上させることができます。腸の状態が良くなると、風邪をまったく引かなくなりますが、それは、この免疫が働くためです。

人間は、生まれながらに持っている「自然免疫」と、後天的に身につける「獲得免疫」で役割分担しながら、侵入してきた敵と戦っているのです。

免疫力は、20歳あたりがピークで、40歳になると約半分になるといわれています。40代後半になるとめっきりと落ちてきて、50代からはさまざまなトラブルが襲ってくるようになります。

だからこそ、人体最大の免疫臓器である腸を健康に保つ努力が必要になります。それには食物繊維と酵素がカギです。善玉菌を増やし、腸内環境を整えるのです。

食物繊維を多く含む昆布などの海藻類、シイタケ、シメジ、キクラゲなどのキノコ類、梅干しや納豆などの発酵食品、オリゴ糖を含むタマネギ、ニンニク、ゴボウ、キャベツなどの野菜類、これらを豊富に摂ることを心がけましょう。

免疫力は、便《べん》で判断できる

自分の免疫力を測るのに一番身近なものは便です。端的にいえば、良い便なら腸は健康で免疫力も高く保持されています。逆に悪い便なら腸は不健康、免疫力は落ちています。

私は、診察時に患者さんの便の状態を非常に気にします。下痢も便秘も、いずれも体内の酵素が足りていない証拠だからです。

それでは、良い便と悪い便について説明していきましょう。大便は通常、水分含有量80パーセント、食物繊維10パーセント、食べかす・老廃物・腸内細菌10パーセントという割合です。

この水分が下痢と便秘を分けており、水分90パーセント以上だと便は形を失い、下痢となり、70パーセント以下だと便は固形化し、便秘になります。

下痢も便秘も異常事態ですから、体には良くありませんが、それでも双方を比べるとまだ下痢のほうがよいでしょう。

なぜなら、下痢は一種の〝毒出し〟でもあるからです。風邪のウイルスや食中毒の菌が入ってきた時に、それらを早く排泄して、体を守ろうとする反射です。しかし、それでもやはり異常な状態には違いなく、長く続くと脱水症状に陥ったり、栄養の急速な低下をきたし、体が衰弱します。

いっぽう、便秘は、悪玉菌やそれによって生じるインドールやアミンなどの窒素残留物を腸にとどめます。そのことが、難病や生活習慣病を含むあらゆる病気につながっていくのです。

便秘時のオナラはとても臭いのが特徴です。オナラの主成分は窒素、水素、酸素、二酸化炭素、メタンで、ほぼ無臭です。悪臭の元はアンモニア、硫化水素、インドール、スカトールといった成分で、悪玉菌がその悪臭物質を作り出しています。これらが0・1パーセントでも混じると、臭いガスになります。

腸内を腐敗させることが悪臭の元ですので、トイレで便のチェックをしなくても、オナラの臭いで、自分の免疫力をある程度判断できます。

良い便は、黄色に近い色です。便に色を付けているのは胆汁のなかにあるビリルビンという物質です。この物質は、便の酸度によってアルカリ性なら黒ずんだ茶褐色、酸性なら黄色を帯びたオレンジ色になります。

腸内にビフィズス菌や乳酸菌などの善玉菌が多い場合は、腸内は弱酸性に保たれていますので、便は黄色に近い色になります。しかし、悪玉菌が増えるとアルカリ性になるため、便は茶褐色から黒褐色になっていきます。便の色でも、腸内環境が判断できるのです。

便量や回数も大事です。日本人は、１日に約１３０〜１８０グラムくらいの便量で、これはバナナ１本半くらいの量です。私は３００〜４００グラムくらいが望ましいと思っています。太くて長い形で、水に浮く便が理想です。

回数は１日２〜３回、量が少なくても毎日の排便が望ましいです。便秘は、悪玉菌を繁殖させるので、定期的な排便が必要です。

生野菜や果物などアルカリ性の食物を摂ると、腸内は酸性に傾き、吸収されると体液は弱アルカリ性になります。逆に肉、魚、牛乳、ハム、ソーセージなどの酸性の食物を摂ると、悪玉菌が繁殖し、腸内はアルカリ性になり、それらが吸収されると体液は弱酸性になります。人体の不思議をまざまざと見る思いがします。

第5章

体を蝕《むしば》む

酵素を減らす食事

肥満者が短命になる理由

軽い症状でも、難病など重いものでも、すべての病気は代謝酵素の不足から生じる。これが、酵素栄養学の基本的な考えです。繰り返し述べているように、病気は代謝がうまくいかないことから起こります。それは代謝酵素の不足であり、その原因を作るのが消化不良です。

消化酵素が足りなくなるほどの消化不良を起こすと、代謝酵素は、新陳代謝をつかさどる自分たちの仕事をいったん休止し、消化酵素の補充に回ります。そのため、代謝活動がおろそかになり、免疫力が落ち、病気が現出するのです。ですから、病気の根本原因は、消化不良による消化酵素の過剰消費といえます。

それでも、代謝酵素が緊急出動して、消化活動が円滑に行なわれるのなら、努力も報われますが、そうともいえないのです。消化酵素と代謝酵素がタッグを組んでも、消化不良は完全には解消されません。

なぜなら、人間の生命活動のなかで、もっともエネルギーを使う消化という活動は、いったん消化不良を起こすと、消化酵素と代謝酵素が力を合わせても追いつけないほどハードなのです。その結果、腸内腐敗が起き、窒素残留物が出現、血液をドロドロにして、ありとあらゆる病気を作り出していくのです。

消化不良を起こす一番の原因は、過食という悪癖です。肉、魚、卵、牛乳などの動物性タンパク質の過食は特にリスキーです。過食を繰り返す肥満者が短命なのは、体内酵素の枯渇《こかつ》が早いからです。

人間を老化させる三つの原因

肥満者が短命になる理由を老化という面から探ってみましょう。

老化の原因として挙げられているのが「酸化ストレス説」「テロメア説」「老化遺伝子説」です。

酸化ストレス説は、簡単にいえば、活性酸素によって細胞がダメージを受け、その結果、老化するというものです。これは、まずまちがいありません。

テロメア説は、細胞分裂は永遠に続くものではなく、約50回が限界という説です。

テロメアとは、DNAの末端にある特殊な構造をした部分で、細く長い染色体を保護するため、両端をキャップのように固定して遺伝子を安定化させるものです。

しかし、このテロメアは細胞分裂をするたびに短くなり、ある長さになると、分裂ができなくなります。その時がその細胞の寿命です。そのために、テロメアは細胞の寿命を決める〝老化時計〟と考えられています。

余談ですが、このテロメアにも修復酵素のテロメアーゼがあり、この酵素ががん細胞では活性化しているため、分裂が永久に可能になっているのです。がん細胞がどんどん増殖するのは、この酵素の力です。それならば、このテロメアーゼ活性を抑制すれば、がん細胞の増殖が抑えられるのでは、という研究が今、世界中で行なわれており、大きく期待されています。

細胞の老化が、体全体の老化にどのようにかかわっているかは、まだ研究段階です。しかし、細胞が分裂してから、さらに新しい細胞に分裂するまでの周期は2年強といわれており、仮に細胞分裂を50回繰り返すと約120年かかります。テロメア説では、これが人間の限界寿命とされています。

老化遺伝子説は、老化が遺伝子によってプログラム化されているという説です。長寿にかかわる遺伝子は、大きく分けて2種類あり、ひとつは老化を促進する遺伝子で、もうひとつは寿命を延ばす遺伝子です。

前者がｄａｆ２（ダフツー）遺伝子で、一九九三年にカリフォルニア大学のシンシア・ケニヨン博士が発見しました。これが抑制されることで、老化が抑えられるといいます。

後者はｓｉｒ２（サーツー）遺伝子で、一九九一年にレオナルド・ガレンテ博士が発見、長寿遺伝子と呼ばれることでも知られています。この遺伝子は、ここ数年、空腹の状態で活性化されると話題になっていますので、ご存知の方も多いと思います。

肥満者が短命になる理由は、この三つからも説明できます。肥満者の細胞は、細胞じたいが膨満し、活性酸素で害された毒素がいっぱいです。俗にこれを細胞便秘といいますが、酸化ストレスをめいっぱい受けています。

テロメアは、肥満すると通常より10倍も速く短くなります。また長寿遺伝子は、満腹状態では活性化しません。

しかし私は、紹介したこれらの三つは根本原因ではなく、現象の一部と考えています。酸化も、テロメアも、遺伝子も、すべて酵素が関係していますが、もっとも大きな原因は酵素寿命説です。

一生に一定量しかない酵素が徐々に失われていくのが老化で、尽きる時が死を迎える時です。そのため、酵素の浪費は絶対に避けなければならないのです。

過食のほかにもある、この酵素を大量消費させるライフスタイルを、順を追って説明していきます。

植物性だけでなく、動物性食品も必要な理由

第3章で説明しましたが、加熱食だけで、生食がない食生活が健康を損なうのは、食物酵素の力が生かされないからです。

48度以上に加熱すると、食物中にある酵素は失活します。体外から酵素を補充できず、また食物じたいの予備消化もできないのですから、体内の消化酵素をフル回転で働かせなければなりません。そのために、代謝酵素にまで影響が出てしまうのです。

生の野菜、果物の摂取は欠かせません。

しかし、私は生ばかりの摂取をすすめているわけではありません。第３章でも述べましたが、理想的な比率は生食６対加熱食４（もしくは、生食５対加熱５）がベストだと思っています。生野菜を多めに煮野菜と炒め野菜といった具合です。

１日のエネルギー摂取量は野菜、果物で多く占めてほしいのですが、そればかりでも、人間はだめです。野菜、果物が80パーセント、残り20パーセントは肉、魚など他の食材が必要です。その理由は第３章で述べましたが、ここでは別のアプローチで説明します。

人間の血液中には、ホモシステインという含硫アミノ酸があります。肝臓でタンパク質を生成する時に発生しますが、これが過剰に発生すると、大量の活性酸素を生み出し、過酸化脂質を増加させます。

すると、体内の免疫機構が反応し、白血球が取り込みますが、その量が多いと白血球も酸化され、動脈の壁に張り付き、動脈硬化を促進してしまうのです。動脈硬化は、心筋梗塞や脳梗塞の大きな原因のひとつです。

最近では、ホモシステインの蓄積は、心筋梗塞や脳梗塞だけでなく、糖尿病やアルツハイマー病と関連があるといわれています。

このホモシステインという毒は、加齢とともに増加します。ほかにも喫煙、薬物、食生活の欧米化などでも増加します。

ホモシステインをコントロールするには、ホモシステインを別のアミノ酸に変えるビタミンB_{12}やビタミンB_6、葉酸《ようさん》が多く含まれた食品を摂ることです。レバー、アサリ、牡蠣《かき》、サンマなどの青魚には、これらの栄養素が豊富に含まれています。このように、動物性食品も少量ですが、健康のためには必要なのです。

朝食は、軽いほうがよい

「ナチュラル・ハイジーン」という「自然の法則に基づいた生命科学の理論」があります。このアメリカで生まれた健康理論では、1日24時間を大きく三つに分けた生理リズムが存在するとしています（197ページの図）。

酵素栄養学でも、この論を取り入れています。以下がその三つの生理リズムです。

人体の生理リズム

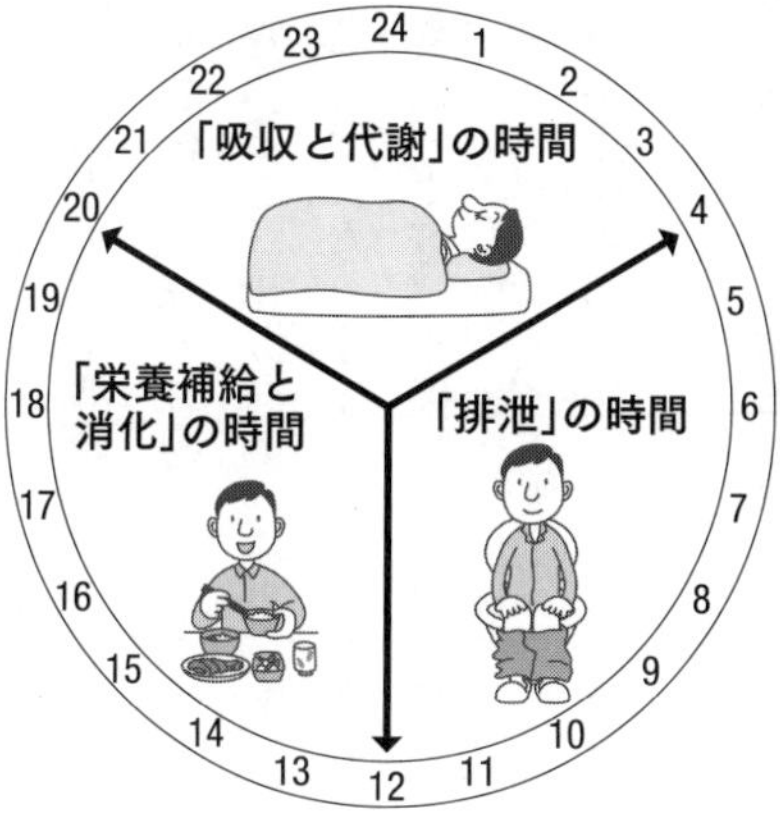

①午前4時から正午まで＝「排泄」の時間

②正午から午後8時まで＝「栄養補給と消化」の時間

③午後8時から午前4時まで＝「吸収と代謝」の時間

ここでは、朝のリズムについて述べます。人間は就寝中も汗をかいています。朝起きて、下着が汗でぬれていることに気づくことがありますが、これは就寝中にも排泄行為がなされているからです。

そして、目覚めてすぐ行なわれるのが排尿、しばらくして排便となります。つまり、人間は朝のうちに汗、尿、便という三大排泄を行なっているのです。

人間は、この三大排泄により、体に蓄積された毒素や老廃物《ろうはいぶつ》を排出し、体を浄化しています。このように、朝は毒素排泄の時間で、すべての臓器は半睡《はんすい》の状態です。

酵素活動もまだ不活発です。この時間帯は、排泄に必要な代謝酵素は働いていますが、消化酵素はまだ休息しています。その時間に固形物の多い、消化に時間のかかる食事を摂ると体のリズムが壊れてしまいます。休んでいた胃に、いきなりフル活動をさせることになりますし、加熱した食物は消化酵素を大量に消費します。

朝食は、生野菜や果物だけで十分です。朝食は、英語でbreakfast(ブレックファスト)といいますが、夜の軽い断食(fast)を破る(break)、という意味です。断食直後の食事が重いものでいいわけはありません。

なぜ、食べてすぐ寝ると体に悪いのか

「栄養補給と消化」の時間が過ぎ、午後8時から午前4時までは、「吸収と代謝」の時間です。この時間は、吸収した栄養素を代謝する時間で、食物を摂取する時間では

ありません。

この時間帯に食事を摂ると、酵素の消費が激しくなり、代謝活動に回らず、病気になりやすくなります。ですから、夜遅く食事することは健康に反しています。

また、食べてすぐ寝るのも問題です。昔から「食べてすぐ寝ると牛になる」ということわざがあります。本来の意味は、行儀《ぎょうぎ》が悪いことを示す戒《いまし》めですが、これは医学的にも正しいのです。

人間は夜眠りに就《つ》くと、消化酵素もじっくりと休息に入ります。ところが、食べてすぐ寝ると、休息してもよいはずの消化酵素が活動を続けなくてはなりません。その時の消化酵素の活動は非常に弱く、食物をきちんと消化できず、栄養素も分解できません。酵素も無駄に消費されてしまいますし、消化器官も酷使します。

そのため、諸悪の根源の消化不良を起こすのです。胃腸に炎症を起こす原因にもなりますし、第４章で紹介したリーキ・ガット症候群も引き起こしてしまいます。

私は、夜遅くの食事と食べてすぐ寝る習慣をことわざ風に、こういっています。

「食べてすぐ寝ると、病気の豚になる」

病気にもなれば、肥満にもなるということです。

砂糖が引き起こす、肥満よりも怖い「害」

スイーツやアイスクリーム、菓子パンなどの甘いものが大好き、という人は女性のみならず、男性にも多いと思います。

しかし、これも体内酵素を欠乏させる原因です。材料である砂糖（ショ糖）は、その製造工程において、不純物を取り除く作業や漂白《ひょうはく》作業に化学薬品が使われています。おまけに、砂糖特有のサラサラ感を出すために、天然の栄養成分が取り除かれているのです。このことが、消化活動に大きな負担を与えます。

成分そのものにも問題があります。ショ糖は、ブドウ糖と果糖がくっついた二糖類《にとうるい》です。ブドウ糖も果糖もそのままの単糖《たんとう》類なら、人間にとって大事な栄養素ですが、この単糖どうしがくっついたショ糖になると、大きな問題が生じます。

このふたつの単糖は、分子がいったん結びつくと固い結合になります。切り離すのには相当な時間がかかり、酵素や塩素（胃酸）でもなかなか離れません。胃に入ってから6時間もくっついたままだったという報告もあるほどです。

そのため、消化に使われる分解酵素の量は膨大なものとなります。ショ糖は、強烈な酵素阻害剤なのです。

ショ糖には、酵素を欠乏させる以外にも大きな問題があります。それは腸内環境を悪化させることです。消化されず腸に残ったショ糖は、悪玉菌や真菌（カビ）の栄養となり、これらを繁殖させてしまいます。

そのため、善玉菌が減少し、腸内腐敗がすすみます。有害物質の窒素残留物も作られ、血液を汚し、あらゆる病気を作り出していきます。さらに、ショ糖の摂りすぎは活性酸素を発生させ、シミ、シワも作ります。

甘いものの誘惑に抗《こう》しきれず、ついつい手を出してしまうことは、肥満だけではなく、それよりもずっと怖いことなのです。

日本では〝野放《のばな》し〟のトランス脂肪酸

体に悪い、健康を害する油について説明しましょう。

その第一は、ここ数年、世界的にも話題になっているトランス脂肪酸です。この脂肪酸は、天然の植物油にはほとんど含まれておらず、液状の不飽和脂肪酸に水素を添加して固める過程でできます。

トランス型の脂肪酸は、マーガリンやショートニング、マーガリンの一種のファットスプレッドに使われていますが、アメリカ・ニューヨーク州では、このトランス脂肪酸を使った食品は使用を禁止されています。しかし、日本では、現時点で〝野放し〟状態です。

その怖さを端的に表わす「マーガリン大実験」というエピソードがあります。実験の主は、アメリカの自然派運動家で、自然食品店を経営していたフレッド・ロウ氏。彼は、店の常連客の食品技術者から聞き込んだマーガリンの怖さを証明しようと、マーガリンを日の当たる窓際に2年半もさらしていたそうです。

ところが、そのマーガリンはいつまで経っても酸化もせず、カビも生えず、虫もたからなかったといいます。ロウ氏いわく、「これはプラスチックだ！」。

このプラスチックのたとえは絶妙で、この脂肪酸は、体内でまったく代謝できません。それでも、体内に取り込まれると細胞膜を形成します。すると、細胞内液への浸透性や細胞内の生化学構造が狂ってしまい、糖尿病、ホルモン異常、肝臓障害など多くの病気のリスクを高めます。また、すべてのがんの原因にもなります。

ハンバーガー、フライドチキンなどのファストフード、ビスケット類やスナック菓子、食パンなど、トランス脂肪酸が使われている食品は、広範囲にわたっています。

アメリカの医学研究所のレポートは、「トランス脂肪酸には安全摂取量はない」とまで断言しています。ここまで摂ってもだいじょうぶというラインがない、ということです。

体に悪い油の第二は、リノール酸の過剰摂取です。これは不飽和脂肪酸（165ページ参照）のオメガ６系脂肪酸のひとつで、後述する「良い油」のα-リノレン酸とともに、人間の体では作れない必須脂肪酸です。

以前は、リノール酸は体に良いとされていました。しかし、摂りすぎると、アラキドン酸が過剰に作られ、炎症を起こす物質（炎症メディエーター）の増加や血小板凝《ぎょう》集《しゅう》、血管矮小化《わいしょうか》といった作用を起こします。

これらが脳卒中、心臓病、がんの原因になり、老化も促進し、アレルギーなどの免疫関係の病気にも大きな影響を与えることがわかってきたのです。

必須脂肪酸ですから、適量ならば体には良い油です。しかし、リノール酸は、私たちが口にしているほとんどの食品に含まれており、知らず知らずのうちに、過剰摂取になっているのです。

たとえば、200グラムのてんぷらを食べた場合、揚げた油がベニバナ油なら、衣への油の吸収率から考えて、リノール酸を1500ミリグラム摂取したことになります。リノール酸の1日の必要摂取量は1000ミリグラムですから、この時点で軽くオーバーしています。

ほかにも、リノール酸がたっぷりと含まれている食品は巷《ちまた》にあふれています。ポテトチップスなどスナック菓子、マーガリン、マヨネーズ、ドレッシング、インスタントラーメン、ケーキ、パン、アイスクリームなどなど。数え上げれば、切りがありません。

さらに、大豆、小麦、米などの穀物にも多く含まれていますから、私たちは気づかないうちに大量のリノール酸を摂取しているのです。必要量の10倍は摂っているというデータもあります。摂取量を減らすためには、国の栄養政策が急務ですが、私たちひとりひとりがこれらの食品を口にしないようにすることも必要です。

ちなみに、リノール酸とα-リノレン酸の摂取比率が同程度なら、まず病気は起きません。４対１が望ましいという説もあります。しかし、現状では、リノール酸摂取比は10倍、数十倍という数字になっているようです。

体に良いα-リノレン酸を増やすことも大事ですが、まずは悪いものを減らすというほうが先決です。たとえば食品表示に「植物性油脂」「植物性食用油」とあれば、トランス脂肪酸やリノール酸が含まれていると考え、避けるという方法です。

いいものを摂る健康法もありますが、悪いものを避けるという健康法も大事です。このほうが、健康を守る早道かもしれません。

油の質によって、健康は左右される

体に良い油についても述べてみます。油（脂質）は、消化に時間がかかり、高カロリーです。そのため、「太りやすい」「体に悪い」というイメージがつきまとっていますが、けっして〝悪者〟ではありません。

脂質は、細胞膜の70パーセント、脳の60パーセントを構成しており、脂肪がなければ、全身の細胞は存在できず、脳も機能できません。体温も維持できず、体のさまざまな機能を調節するプロスタグランディンというホルモン様物質も作れません。また、体内で脂溶性《しようせい》ビタミン（A、D、E、K）の搬送や吸収もできません。

だからこそ、とても大事な栄養素であり、三大栄養素のひとつに数えられているのです。しかし、その油の質によって健康が大きく左右されることもまた事実です。

北極圏に住むイヌイットは、ほとんど生の肉しか食べないにもかかわらず健康である、と第3章で述べました。彼らは、特に心臓や血管系の疾患が少ないのです。

その理由は、彼らが食べているアザラシなどの海獣やサバ、イワシなどの青魚の脂に秘密があります。これらには、血液をサラサラにするＥＰＡ（エイコサペンタエン酸）とＤＨＡ（ドコサヘキサエン酸）という脂肪酸が多く含まれているのです。ＥＰＡもＤＨＡも、不飽和脂肪酸のオメガ3系脂肪酸の一種です。

植物油で体に良い油は、ＥＰＡなどと同じオメガ３系脂肪酸に属するα－リノレン酸で、亜麻仁《あまに》油（フラックス油）、エゴマ油、シソ油などに多く含まれています。これらの油は熱に弱いので加熱せず、ドレッシングなど生の状態で使うことがポイントです。

加熱料理には、酸化しにくいゴマ油、ナタネ油がおすすめです。加熱しても、そのまま摂ってもいい玄米油も酸化しにくい油です。

そして、どの油も健康のためには一度使用したら捨てることです。

食物では、アーモンド、クルミ、ピスタチオなどナッツ類も少量なら、体に良い油の補給源となります。

油の話のついでに、最近発見された脂肪に関係のある酵素の話を披露しましょう。

二〇一一年、〝世界一栄養がない野菜〟といわれているキュウリにホスホリパーゼという脂肪分解酵素が含まれていることがわかりました。

この脂肪分解酵素は、従来型より分解力の強い新型で、血液がサラサラになり、体も温まるという優れものです。この脂肪分解酵素はすりおろすと増えるので、脂っこいものが好きな人は、キュウリを摂ること、特にすりおろして食べることをおすすめします。

粉末状の食品は、食べてはいけない

ここまで「健康を害する悪い油」「健康を守る良い油」について述べましたが、時間が経ち、酸化した油は、どんな「良い油」でも禁物です。

酸化した油脂を摂ると、血中に老化の原因となる過酸化脂質が発生し、動脈硬化をはじめとする病気の原因になります。腸の汚れを進め、酵素も大量に消費させてしまいます。

血液をサラサラにするα-リノレン酸などのオメガ3系脂肪酸やリノール酸などのオメガ6系脂肪酸は、時間が経つとすぐに酸化するので、注意が必要です。やはり、一度使用した油は、再使用せずに捨てたほうがよいのです。

油だけでなく、酸化を注意しなくてはいけない食品は、身近にたくさんあります。特に、注意が必要なのは、粉末化した食品です。玄米やアーモンドなど油っぽい食物を挽《ひ》いて粉状やペースト状にして食べることは、酸化の塊《かたまり》を体内に取り入れているのと同じことです。

煮干《にぼ》しも動物性の油っぽい食品です。カルシウムたっぷりだからと煮干しを粉末にして食べてはいけません。食品の多くは、空気に触れると酸化するもの、と考える必要があります。コーヒー豆も同様で、密封するなど保存方法が重要です。

野菜・果物の種は、食べてはいけない

不老不死は、秦《しん》の始《し》皇帝も望みましたが、かなえられませんでした。そんなものはありえない、と誰もが思うでしょうが、ひとつだけ不老不死のものがあります。それは種です。種は、ある条件さえ整えば、無限ともいえる命となります。

その条件とは、暗く極端な湿気がないこと。簡単にいえば、引き出しに入れておけば、種は無限に生きています。

種には、いつか必ず芽《め》を出すという大切な目的があります。植物にとって、子孫を残すたいへん重要なものです。一年中、芽を出していれば、その種《しゅ》は滅《ほろ》んでしまいま

す。そのため、ある一定の条件でしか、芽を出させない物質を内在しているのです。その物質が、目的を達成させるまで種を保護する強烈な護衛になっています。

それが玄米、小豆《あずき》、大豆にあるアブシジン酸やトリプシンインヒビターなどの「酵素阻害《そがい》物質」です。

ある季節が来て、ある温度と湿度になった時、はじめてその酵素阻害物質の機能が失われ、芽が出現します。芽が出て、開花してはじめて、その種の命はなくなります。その条件下に当てはまらない間、種は、永遠の命を保持しようとします。

生の種を食べると、この酵素阻害物質が働き、体内酵素の消費が膨大な量になります。たとえるならば、10円玉を飲み込んでいるようなものです。10円玉を飲み込むと、排泄されるまで、これを消化しようと大量の酵素が使われます。

私のクリニックに来られた膵臓がんの患者さんで、20代の若い女性がいました。原因を探るため、彼女と話をしていたなかで気づいたことがありました。

彼女は、ブドウの産地の出身で、幼い頃からブドウをたくさん食べていましたが、種もそのまま飲み込んでいたのです。そのため、長期間に消化酵素を分泌する膵臓が疲弊し、がんになってしまったと私は思いました。それくらい、生の種の持つ酵素阻害力は怖いものなのです。

スイカの種、ブドウの種、柿の種、ミカンの種も、けっして生のまま食べてはいけません。ただし例外もあり、イチゴ、キュウリ、キウイフルーツ、トマト、ナス、オクラなどの種は小さいので、だいじょうぶです。

玄米は、食べてはいけない!?

現在、健康ブームもあり玄米が大人気です。その玄米について、私なりの考察を述べてみます。

実は、日本人が日常的に玄米を食べていたという事実はなかったのではないか、と私は考えています。理由として考えているのは、次のようなことです。

90パーセント以上を占めていた農民などの被支配者階級は、日常糧飯《かてめし》を食べていたはずです。糧飯とは、すこしの白米（ない場合もあります）にヒエ、アワ、キビに大根など野菜の葉を混ぜて水増ししたご飯です。厳しい年貢の徴収に苦しんでいた彼らが、たとえ玄米であろうと米本体だけを食べる余裕というのはなかったと思います。少数の支配者階級も、玄米は食べていませんでした。彼らは、玄米を搗《つ》いて食べていたはずです。平安時代の美人はしもぶくれのおかめですが、これはビタミンB_1不足による脚気《かつけ》の症状の表われではないかと私は思っています。

すこしは玄米も食べたでしょう。でも、おいしくはないし、消化は悪いし、体調も悪くなるので、おいしくて消化のいい白米にして食べていたのです。精米技術が大きく進歩したのは江戸時代ですが、それ以前から米を搗く技術を日本人は持っていました。だから、ごく少数の支配者層は白米を食べていたのです。

そう考えると、日本に米が入ってきてからの2300年間、日常で日本人が玄米を食していた事実はなかったことになります。現在の日本に、玄米が浸透してきたのは圧力鍋の普及によるものだと思いますが、玄米人気の理由は、白米に比べて栄養価が高いことでしょう。

しかし、それはあくまで比較の問題で、白米があまりにひどすぎるからであり、玄米も栄養が偏《かたよ》っています。ビタミンA、C、B_{12}はなく、カルシウム、鉄は少ない。

ビタミンDとKも多くありません。食物繊維は3パーセントで、植物よりはありますが、海藻に比べると大きく落ちます。

そしてここが大事ですが、玄米もまた種なのです。生の玄米をすりおろして食べる食事療法もありますが、私は危険な方法だと思っています。

玄米には、アブシジン酸（ABA）というホルモン様物質があって、これは前項で述べたように酵素阻害物質です。この物質の解除はなかなか難しく、玄米、小豆、大豆はアブシジン酸を解除せずに食べると毒になります。このことは、大事なことなのできちんと覚えておいてください。

アブシジン酸の解除方法は①12時間以上の浸水、②遠赤焙煎《えんせきばいせん》（ロースト）かフライパンの空炒り、③発酵です。

①の浸水は、水に浸《つ》けることで発芽状態にします。できれば3日ほど浸けるとよいのですが、12時間以上ならだいじょうぶです。②の焙煎は、個人で行なうのは困難なので、市販商品を購入する際に焙煎の有無《うむ》を確認してください。しっかりと焙煎されているものを選んでください。

分搗《ぶつ》き米《まい》も参考に挙げておきましょう。三分搗きは、かなりアブシジン酸は残っています。五分搗きは30パーセント程度、七分搗きにはすこし残り、八分搗きでほとんどなくなり、白米、胚芽米《はいがまい》ではアブシジン酸が消滅しています。

ヒエ、アワなどの雑穀にも酵素阻害物資は含まれていますが、玄米などと比べると圧倒的に少ないので、気にする必要はありません。

圧力鍋のことにも触れておきます。玄米は炊飯器《すいはんき》や土鍋、厚手の鍋で炊きますが、圧力鍋では炊いてはいけません。なぜなら、高熱で一気に炊くとアクリルアミドという発がん物質が発生するからです。成分中のタンパク質と糖質がメイラード反応（糖化反応）を起こして、アクリルアミドが生まれてしまうのです。

では、玄米は食べてはいけないものなのでしょうか。次項で述べてみます。

玄米の毒を取る方法

さきほど、玄米は栄養が偏っていると述べましたが、それでもその欠点を補うほどの長所を持っています。その理由は、エネルギーがたいへん高いことです。玄米は

アクリルアミドを含む食品

ポテトチップス	3544 ～ 467
かりんとう	1895 ～ 84
フライドポテト	784 ～ 512
ほうじ茶	567 ～ 519
コーンスナック	535 ～ 117
ビスケットなど	302 ～ 53
コーヒー	231 ～ 151
フライのころも	53 ～ 検出せず
緑茶、パン、卵焼き	30未満

※食品1kgあたりの含有量(μg《マイクログラム》)

（国立医薬品食品衛生研究所の調査より）

「夏の草」で、小麦やヒエやアワなどの雑穀に比べ、エネルギーが充満し、栄養価も抜群に高いのです。

ただし、前項で述べたように、問題も多々あります。玄米は炊きかたが難しく、料理しだいで天国にも地獄にもなる食物だと思います。玄米の〝毒〟である酵素阻害物質を摂らない方法が必要なのです。

それでは、体を健康にする、鶴見式・正しい玄米の炊きかたを披露しましょう。

玄米1～2合につき、十穀米小さじ2～3杯、干しひじきを少々、昆布は8～14センチ角1枚（細かく切る）、粉寒天1～2グラム、干しシイタケ1個（細かく切る）、ゴボウのささがき、生小豆を少々、梅干し1～2個を用意してください。

これに発酵させるため糠《ぬか》か麹《こうじ》を入れ、12時間以上水に浸けてから、炊きます。この時の水は替えずにそのまま炊きます。このほかに、細かくきざんだ生サツマイモや、ネギ、タマネギ、切り干し大根をきざんだものを適宜入れてもかまいません。

12時間以上ずっと浸けっぱなしですが、抗酸化物の梅干しがあるために酸化しません。また、糠や麴などの発酵物のおかげで玄米は事前消化され、炊く前からある程度消化されています。そのため、消化しにくいといわれる玄米ご飯も体内で驚くほど消化しやすくなるのです。

昆布などの海藻は、短鎖脂肪酸のエサになり、腸を健康にする食物繊維も豊富で、最高の玄米の炊き込みご飯になります。

薬は、酵素の働きを阻害する

風邪を引くと病院に行き、薬を調合してもらったり、薬局で市販の解熱剤を買い、それを飲んで治す人もいるでしょう。

しかし、この解熱鎮痛剤だけでなく、西洋医療で使われる薬は、人間にとって「異物」なのです。ピュアな化学構造でできている化学薬剤は、私たちの体が経験したことがない物質で、少なからず酵素阻害剤になっています。

薬剤などの酵素阻害剤は、酵素が働く基質と似ているため、酵素とくっつき、酵素の働きを失活させてしまいます。そのため、体内酵素が大幅に減り、体を衰弱させてしまうのです。おまけに、この酵素阻害剤は、栄養素とミネラルの消化・吸収も妨害します。

薬を長期間飲み続けると、病気で増大している腸の悪玉菌やウイルスがさらに繁殖し、病気が長引くだけでなく、ほかの病気まで引き起こしてしまいます。人間の体は、自然界に存在しないものを受け付けないようにできているのです。

では、どうしたらいいのでしょう。それは、風邪を引いたら熱を出しきり、体が本来持っている免疫力で、体内の病原菌を退治するのがベストの方法です。免疫細胞がウイルスと闘えるように熱を出してくれているわけですから、その熱を薬で下げてしまったら、自力での闘いができなくなってしまいます。

苦しい鼻水や咳《せき》もウイルスの排除に働いています。緊急の場合はしかたないとしても、薬はあくまで症状を緩和するだけで、病気そのものを治してくれるわけではないことを、知っておくべきです。

腸内細菌の酵素は、善玉菌だけでなく、悪玉菌も持っており、悪玉菌の酵素は、病気を生み出したり、悪化させたりします。酵素阻害剤である西洋薬は、この悪玉菌の酵素を阻害するのかもしれません。もちろん、まだ仮説の段階です。

ただし、それが効いたとしても、薬は善玉菌の酵素もカットしますから、体にはダメージです。長期の飲用はやはり危険です。

私たちの周囲には酵素阻害剤があふれています。食品や添加物に混入されている重金属の鉛や水銀も酵素阻害剤です。鉛は、アミノレブリン酸脱水酵素（ヘモグロビンの元となるヘム合成に必要）を阻害して貧血の原因になり、水銀は、細胞膜のナトリウム・カリウムATPアーゼを阻害して、細胞エネルギーが欠如する原因になります。

第6章では、潜在酵素の備蓄を減らさない方法を紹介します。

第6章　こうすれば簡単！
酵素を摂《と》る方法

病気の時は、食べないほうがよい

第5章でも述べましたが、人間の生命活動のなかで一番エネルギーを使うのが消化という作業です。1日に三つの生理リズムが存在するとした「ナチュラル・ハイジーン」を日本に紹介した松田麻美子《まつだまみこ》さんは「1日3食を消化するエネルギーは、フルマラソンを走るエネルギーに匹敵する」といっています。

人間は、食べすぎた時に記憶が悪くなったり、足先と首のうしろから冷たくなるのは、血流が胃と腸に充満し、ほかに行きにくくなるからです。野菜、果物など消化に負担をかけない食事こそが健康への道なのです。

病気になった人は、特にそうです。体は、こう訴えかけているはずです。

「今は病気と闘っていて、代謝酵素が大忙しです。どうか、消化酵素を無駄遣いしないでください」

ところが、「病気の時は体力が落ちているから、栄養を摂らなければいけない。元気をつけるために、無理してでも食べたほうがいい」とよくいわれます。これは、逆効果です。

動物を見れば、それがよくわかります。動物は自らの体調が悪い時には、何も食べずにじっとしています。エサを口にせず、断食をすることで消化酵素を温存し、代謝酵素の働きを活発にする術《すべ》を本能的に知っているのです。

私たち人間も、野生動物の習性を見習ったほうがいいのです。病気の時には消化器官に負担のかからない食事にしましょう。

証明された、少食と長寿の関係

第5章で消化不良が起こすリスクについて説明しましたが、これは代謝酵素に本来の働きをさせないことから起きるトラブルです。それならば、代謝酵素にしっかり働いてもらうシステムにすればいいのです。最適なのは少食です。

少食と長寿の関係はここ数年、多くの書籍などで紹介され、大きな話題になっていますが、この理論は、すでに80年ほど前から存在していました。

一九三五年、アメリカ・コーネル大学の栄養学者クライブ・マッケイ博士は、実験用マウスにカロリーを65パーセントに減らしたエサを与えたところ、平均寿命が２倍近くも延びたと発表しました。

一九八〇年代後半になると、「カロリー制限によって寿命が長くなる」ことが、生物学、免疫学、医学、栄養学など幅広い分野の研究によって確かめられるようになりました。

なかでも、アメリカ・ウィスコンシン大学で一九八〇年代から始まり、ほぼ20年にわたるアカゲザルを使った実験が有名です。簡単に紹介します。

アカゲザルを①ふつうのエサを与えたグループ、②ビタミンなどの栄養は落とさずカロリーだけを30パーセント制限したグループのふたつに分け、比較研究しました。その結果、①は白髪が生え、顔に深いシワがきざまれ、著しく老化した。②はスリムな体型で動きも良く、顔にシワも見られず、背中は曲がらなかった。

日本にも、ペンギンを使ったサンプル例があります。通常、ペンギンの寿命は18〜20歳ですが、長崎ペンギン水族館（長崎県）のギン吉は、二〇〇二年に亡くなりましたが、39歳9カ月と15日生きました。しかも、彼は南氷洋からこの水族館に来たので、その日時を考慮すると、41歳以上生きたことになります。

その娘のペペは、二〇一二年八月に亡くなりましたが、34歳の大往生でした。この水族館では、ほかのペンギンも元気で、それぞれ長寿になりそうだといいます。

この水族館で飼育されているペンギンたちを長寿にさせているもの、それは、やはり食事習慣でした。エサは、ほかの水族館と同じアジやイワシなどの小魚ですが、この水族館では、6日間食べさせて1日断食を繰り返しているのです。

この消化器官を休ませ、酵素の浪費を防ぐという食習慣が長寿につながっていたのです。ちなみに、ギン吉は人間に換算すると150歳近くになるといいます。この教訓は、人間にも十分通じるものです。ファスティングの効果については、のちほどくわしく紹介します。

1日2食で健康になる

日本には「腹八分に医者いらず」「腹も身の内」などのことわざがあり、昔の人は大食の恐ろしさを十分認識していました。

「腹八分」は『養生訓《ようじょうくん》』で貝原益軒《かいばらえきけん》がいった言葉ですが、彼が生きた江戸時代初期の食事は、一汁一菜《いちじゅういっさい》か二菜の質素なものでしたから、現在とは量、質ともに大きく異なります。現在の食事に当てはめれば、腹七分でも多すぎで腹六分くらいが妥当と私は思っています。

人間は、もともと1日2食でした。日本、アジア、ヨーロッパでも1日2食の時代が長かったのです。日本で1日3食が一般化したのは、都市部では江戸時代中期になってから、農村部では明治以降です。

「ナチュラル・ハイジーン」の1日の生理リズムから見ても、「排泄」の時間である朝は、食べなくてもかまわないのです。

夜7〜8時頃に夕食をすませ、翌日の昼頃まで食べなければ、16〜17時間は消化管を休ませることができます。消化管を休ませる意義、重要さは何度も述べた通りです。どうしても朝食を摂りたければ、酵素たっぷりの生野菜や果物だけで十分です。これなら、排泄を助けますから。

1日に必要なカロリーは男女でも違い、働く内容、年齢でも違ってきます。私は、1日に1250〜1650キロカロリーに抑えるのが望ましいと思いますが、難しい計算をするよりも、要は腹六分、七分を意識すればいいのです。

しかし、カロリーは控えても、栄養はきちんと摂らなければなりません。そのためには次の三項目が重要になります。

①プラントフード。これは植物性の食事です。②ホールフード。一物《いちぶつ》全体食です。野菜なら葉から根まで、魚なら頭から尻尾まで。その素材が持っている栄養を丸ごと摂るのです。しかし、ひとつ注意点があります。第5章で述べた、生の種だけは避けてください。③ローフード。これは生食です。生食の一番の利点は、酵素が摂れることです。

食べる順番も重要です。食事はサラダから始めましょう。生野菜、果物は酵素も多く、自前消化があるため、消化も早く、胃のなかを30分ほどの速さで通過します。消化管という1本の通路を渋滞させることなく、スムーズに流れていきます。

生の食材が持つ食物酵素が、あとから入ってくる動物性食品の消化に効果的に働きます。酵素を絶えず体に取り入れ、働かせるという意識で食事をすることが大事です。次項からは、酵素を摂る方法について具体的に述べていきます。

酵素を摂る方法①ジュース

酵素を摂るためには、生食を実践するにはジュースが一番です。

生の野菜や果物のジュースには、酵素、抗酸化物質、ファイトケミカル、ビタミン、ミネラル、オメガ3系脂肪酸、糖（炭水化物）のほか、体の機能を活発にさせる、さまざまな栄養素がふんだんに含まれています。

しかし、しぼりたてでなければ、これら栄養素の効果は期待できません。さらに、ジューサーの選択も重要です。高速ジューサーでは摩擦《まさつ》熱がかかり、ジュースが酸化します。摩擦熱の少ない低速ジューサーで作ることをおすすめします。

飲みかたにも注意が必要です。

①胃が空《から》の時に飲むこと

消化がよく行なわれ、吸収もスムーズにいきます。

②嚙《か》むように飲むこと

一息に飲み込まず、唾液とよく混ぜながら飲みましょう。唾液の酵素が消化を助けます。

③食物繊維も一緒に摂ること

低速ジューサーでは、ジュースとしぼりかす（食物繊維）が別々になります。このしぼりかすもジュースと一緒に摂ってください。ジュースと混ぜながら食べるように飲む、あるいは、しぼりかすにドレッシングをかけて食べます。

④果物だけでなく野菜も混ぜること

食物繊維の重要な役割について第４章でも述べましたが、血糖値の急激な上昇を防ぎます。特に、肥満や糖尿病の人は野菜ジュースを飲みましょう。

酵素を摂る方法②　すりおろす

野菜や果物にはもともと酵素が豊富ですが、さらに増やして摂りたいなら、すりおろすことです。野菜や果物は、そのまま食べると、細胞の外の酵素しか体内に吸収されず、細胞のなかの酵素はそのまま体外に排出されることも多いのです。

しかし、すりおろすことで食物の細胞膜が破れ、なかに閉じ込められていた酵素が大量に出て、酵素の量は2～3倍、食材によってはそれ以上になります。しかも、すりおろせば、消化もスムーズになり、消化酵素を無駄遣いすることもありません。一石二鳥です。

酵素は、皮に多く含まれています。よく洗い、皮ごとすりおろすのが効果的です。そのためにも、無農薬か低農薬で栽培された新鮮な野菜や果物にしましょう。

すりおろしに向いている食材は、果物ならリンゴ、野菜なら大根です。民間療法にも、子どもがお腹を壊したり風邪を引いたら、リンゴのすりおろしを、お腹の調子が悪くなったら、大根おろしを食べさせる、というのがあります。これは、とても理に適っているのです。

ほかには山芋、ニンジン、ショウガ、セロリ、カブ、ニンニク、レンコン、タマネギなどがおすすめです。

前にも触れましたが、脂肪分解酵素のホスホリパーゼがキュウリに大量に含まれていることが最近わかりました。脂っこいものを食べた時には、キュウリのすりおろしや、キュウリをしょうゆや黒酢などで味つけして食べるのもいいと思います。

おろし金《がね》は、酵素が活性化しやすい金属製がおすすめです。なお、「生きているものは酸化する」の法則に則《のっと》り、時間を置かずに食べることが一番大事です。

酵素を摂る方法③ 発酵食品

生ではありませんが、酵素を補給できる最適な食品があります。それは、発酵食品です。発酵とは読んで字のごとく「酵素を発する」であり、発酵食品とは素材を微生物で発酵させた食物です。

日本では味噌、納豆、しょうゆ、酢、漬物などが代表的な発酵食品です。日本人が長寿なのは漬物のおかげ、という説もあるほど、日本人と発酵食品は切っても切れないつながりがあります。

なかでも、納豆は世界に誇る健康食品です。発酵の過程で、アミラーゼやプロテアーゼ、リパーゼなどいくつもの消化酵素が生み出されますが、すばらしいのは納豆菌が作り出すタンパク質分解酵素の一種、ナットウキナーゼです。ナットウキナーゼのネバネバ成分には、脳梗塞や心筋梗塞の原因となる血栓を溶かす力があります。納豆を食べる際には、よく混ぜて、ネバネバを強めることが、その酵素をうまく摂るコツです。

また、近年、納豆にはリゾチームという病原体溶解酵素が含まれていることがわかってきました。リゾチームは、卵の殻の内側にある酵素で、強力な抗菌作用を有しています。その酵素のおかげで、卵は腐りにくいのですが、その卵よりも納豆はリゾチームが多いのです。

韓国のキムチ、ドイツのザワークラウト（キャベツの漬物）、ヨーロッパのチーズやヨーグルトなども代表的な発酵食品で、食物酵素補助食品です。

第3章で、北極圏に住むイヌイットの健康の秘密を「生の力」として紹介しましたが、もうひとつ大事なことがあります。それが、この「発酵」です。

イヌイットは、ただ生の肉を食べるだけではありません。彼らは、獲《と》った海獣や鳥、魚を万年雪のなかに放置し、時間を経てから取り出して、食べます。そうすることで、すこし腐り始めた発酵状態の肉となり、タンパク質分解酵素のカテプシンが増加、アミノ酸に近いタンパク質に変わり、きわめて消化の良い状態になるのです。

この保存を兼ねた、体内酵素を無駄遣いしない方法が健康の秘訣だったのです。味も良く、「冷凍された魚やトナカイの肉はとても美味だった」と、北極圏を旅したアメリカの探検家バートレットは著書に記しています。

私たち日本人が食べる魚料理でも、これは当てはまります。魚料理で消化が一番良いものは刺身で、二番目が発酵食品の西京漬け、味噌漬けです。西京漬けも味噌漬けも事前消化され、分子が小さくなっているために消化が良いのです。そして三番目が煮魚、焼き魚です。

この順番は、食品に含まれている酵素の多い順になっています。

酵素を摂る方法④ よく噛《か》んで、ゆっくり食べる

よく、「栄養のあるものを食べましょう」などといわれます。しかし、栄養が含まれる食物をどれだけ摂取するかが大切なのではなく、体がどれだけの栄養を消化・吸収し、利用できるかが大切なのです。

このことは、第4章で紹介した、文豪デュマの「人は食べたもので生きているので

はない。消化したもので生きているのだ」という言葉の通りです。もちろん、栄養価の高い食物を摂るべきですが、その食物から栄養を最大限に効率よく引き出さなければ、〝宝の持ち腐《ぐさ》れ〟になってしまいます。

食物から栄養を効率よく引き出すには、「よく嚙む」ことです。よく嚙むことで、食物を細かくします。消化は、口のなかにある唾液から始まります。ゆっくり食べ、嚙むことに時間をかけることで、唾液にある消化酵素のプチアリン（唾液アミラーゼ）が出て、炭水化物が分解されるのです。

よく嚙まずに飲み込んだ食物は、胃腸にも負担をかけて、完全に消化できず消化不良の原因になります。

現代人は、総じて早食いです。1回の食事の咀嚼《そしやく》回数と食事時間を調べた報告によれば、戦前は1420回・約22分に対し、現代は620回・約11分です。嚙む回数も時間も半分に減っています。別の研究報告では、早食いの人ほど肥満度が高いとありますから、早食いは健康の大敵なのです。

また、よく嚙まない早食いは、脳の視床下部《ししようかぶ》にある満腹中枢を刺激しないため、つい食べすぎてしまいます。脳が十分に食べたと察知するまでには20～30分が必要なのです。

食べすぎが、病気の根本原因である消化不良を引き起こす最大要因であることは第4、5章で述べた通りです。

酵素を摂る方法⑤ 良質な水を飲む

酵素は、水がなければ働けません。水の存在は、酵素が活動する最低条件です。ここでは、酵素を効率よく働かせるための水について述べます。

酵素は、水の「質」が悪ければ、正常な活動ができず、良質の水なら活性化します。水が持つ溶媒《ようばい》（溶質を溶かす成分）としての特徴が、酵素の活性に大きくかかわっているのです。

酵素にとって、良い水の条件を挙げてみます。まず、pHが7・4～7・5の弱アルカリ性であること。次に、有害物質が検出されず、無色透明であること。そしてミネラルが存在し、酸素が多く溶け込んでいることです。

第3章で世界の三大長寿村を紹介しましたが、それらの地域には、〝命の水〟と呼ばれるすばらしい水源が存在しています。日本にも、山梨県上野原《うえのはら》市棡原《ゆずりはら》地区や沖縄県などに、多くの長寿者が暮らす土地がありますが、総じておいしくてきれいな水が豊富です。その水を使って、発酵食品を作り、酵素、ビタミン、ミネラルなどの栄養素がたっぷり入った野菜や果物を作っているのです。

酵素をきちんと働かせるためにも、毎日1リットル以上の良質の水の飲用は必要で、ミネラル・ウォーターがおすすめです。

日本の水道水は比較的安全ですが、それでも雑菌を取り除くために、塩素が含まれています。これらを摂取すると、体内で活性酸素が発生します。水道水を使用するなら、浄水器を通したほうが安心です。

睡眠のふたつの役割

人間にとって睡眠は、生命活動に必要不可欠な作業です。食欲、性欲と並び、睡眠欲は人間の三大欲求に数えられていますが、この睡眠には大きな目的が存在します。

それは代謝です。

人間の体は、寝ている間に、全身のすべての臓器、骨格などを点検し、異常があれば修理、補修をしています。また、不要なものや古くなったものを捨て、新しいものに入れ替えています。これが、新陳代謝です。

これらの活動は、人間が起きて活動している時には、はかどりません。だから、就寝中の夜間に行なわれているのです。これが、「ナチュラル・ハイジーン」の、１日の生理リズムにおける「吸収と代謝」の時間です。

この代謝以外にも、睡眠にはもうひとつ大きな仕事があります。それは、この時間帯に酵素を大量生産していることです。翌日の消化や代謝に備え、１日分の体内酵素を懸命にチャージしています。

このように、睡眠ほど重要な時間はないともいえます。

夜間なのに起きて活動すると、この作業は思うように進みません。酵素も思うように作れず、体の修理も進まず、新陳代謝も滞《とどこお》ります。免疫力の主役であるリンパ球も就寝中に作られていますが、製造が停滞し、免疫力も低下します。

睡眠不足が続くと、自律神経に悪影響をおよぼし、頭痛、肩こり、めまい、動悸《どうき》、下痢などの症状が起きます。しかも、症状はそれにとどまらず、心臓病、脳疾患、糖尿病などのリスクを高めます。それほど、睡眠不足は怖いのです。

睡眠の持つ、このふたつの役割を理解して、毎日7〜8時間の睡眠時間を確保してほしいと思います。

ただし、「吸収と代謝」の時間帯を大きく含むことが大事です。同じ7時間でも、午後11時から朝6時まで寝るのと、午前4時から11時まで寝るのでは、睡眠の価値がまったく違います。

終　章　初心者のための鶴見式・酵素断食

ファスティング（鶴見式・半断食）が体に良い理由

病気と老化予防の最善の方法はファスティングです。ファスティングとは「断食」を意味する英語ですが、私の提唱する断食は「半断食」で、完全な断食とはすこし違います。

ファスティングは鶴見式・酵素医療の根幹をなすもので、私のクリニックの患者さんには必ず、実行してもらっています。

なぜ、ファスティングが体に良いのか。まず、その理由を説明します。

現代の日本人（を含む先進諸国の人々）の多くは、腸が非常に汚れています。腸の汚れは細胞の汚れに直結するため、全身１００兆個の細胞に毒素を溜め込んでいます。

特に、肥満体の人の細胞は、コレステロールやプラーク（垢《あか》）、中性脂肪や真菌（カビ）、病原菌、白血球の死骸などが詰まっています。細胞膜も汚れており、私はこれを細胞便秘と呼んでいます。いわば、細胞のひとつひとつに宿便が居座っているようなものです。このような細胞で、健康な体を構成できるわけがありません。

ファスティングは、この全身の汚れた細胞を良い細胞に入れ替え、戻す唯一の方法なのです。代謝行為の大きな要因である「入れ替え、再生、解毒、排泄」は、ファスティングを行なうことによって、スムーズになります。そのため、フランスでは、ファスティングは〝メスがいらない手術〟といわれています。

ファスティングとケトン体

ファスティングをしている時、体内のエネルギーはどうなっているかを説明します。

人間は絶食によって、エネルギー源である血液中のブドウ糖（血糖）が不足すると、肝臓に蓄《たくわ》えられたエネルギー貯蔵物質のグリコーゲンが酵素ホスホリラーゼによって分解され、ブドウ糖が生成されます。それを血液中に放出し、低血糖に陥らないようにしています。

人間のエネルギー源は糖と脂肪ですが、脳のおもなエネルギー源はブドウ糖です。脳のブドウ糖消費量は、安静時1時間あたり約4グラムなので、肝臓に蓄えられている約100グラムのグリコーゲンは、約25時間で底を突くことになります。丸1日でなくなるわけです。グリコーゲンがなくなると、肝臓で糖新生《とうしんせい》が行なわれます。

糖新生とは、人間が飢餓状態に陥ると、糖質以外の物質からブドウ糖を作り出すことで、これによって血糖が維持されます。

糖新生の材料は、肝臓にあるタンパク質（アミノ酸）がメインで、一部、腎臓のアミノ酸も使われます。糖新生を行なうために必要な酵素グルコース六リン酸フォスファターゼは、人間には肝臓と腎臓にしかありません。そのため、筋肉などにあるアミノ酸はどんどん肝臓に集められ、そこで糖新生を行なうことになるのです。

さきほど、肝臓のグリコーゲンが底を突く、と述べましたが、実際には残量が約50パーセントになると糖新生に移るので、糖新生は絶食から半日程度で始まります。

しかし、糖新生の能力は次第に減退し、徐々にケトン体産生に移行します。ケトン体とは、脂肪を分解する過程で作られる三つの物質（アセトン、アセト酢酸、3-ヒドロキシ酪酸）の総称です。これらは、ブドウ糖が不足している時に即効性のエネルギー源として肝臓で作られ、全身に配られます。

ブドウ糖以外で、脳のエネルギー源になるのは、このケトン体だけです。なぜなら、糖と同じエネルギー源の脂肪酸は、血液脳関門《のうかんもん》を通過できませんが、ケトン体は通過できるからです。ケトン体は、脳以外では心筋、骨格筋、腎臓のエネルギー源にもなります。

このように、エネルギーを作るために体内の脂肪を燃焼させることから、ケトン体を利用するダイエット法もありますが、リスクもあります。ケトン体は、酸性の分子なので、増えすぎると血液が酸性に傾きます。血液はpH7・4で弱アルカリ性なので、体内にケトン体が増えすぎると体に悪影響が出ます。

口臭や体臭がきつくなったり、強い倦怠感《けんたい》に襲われます。ひどくなると脳の活動が一気に低下し、昏睡《こんすい》状態に陥ることもあります。これらをケトン症（ケトーシス）といいますが、無理なダイエットを行なったりすると発症します。

また、重度の糖尿病など、臓器が疲弊してケトン体をエネルギー化する能力が落ちている時もケトン症になりやすくなります。

ただし、少量であればケトン体は問題ありませんので、ダイエットをする際は、時間をかけて慎重に行なうことが大切です。

ファスティングの効能

ファスティングで得られる効能を列記してみましょう。

①体内の潜在酵素が温存されます

これは、消化という作業をしないために大規模な酵素消費（浪費）が抑えられるからです。

②すべての臓器が休息できます

食物の過剰摂取で、胃腸など消化器は過酷な労働を強《し》いられており、〝体内の化学工場〟肝臓や腎臓、膵臓も疲れきっています。これらの臓器を休ませ、炎症を抑えるのに効果的です。

③大腸が清浄化されます

腸壁にこびりついている古便は、腐敗毒を撒《ま》き散らし、それが腸から吸収され、健康を損《そこ》ねています。この古便を剝《は》がし、大腸の掃除ができます。

④血液の質が向上します
小腸、大腸がきれいになることで、アキャンソサイト（赤血球が球状化した毒素）が少なくなり、代謝酵素も活性化するので、ルロー（連銭形成）が解けます。赤血球のひとつひとつがバラバラになるので、血液がサラサラと流れます。これによって、酵素も全身にまんべんなく送り込めます。

⑤免疫力が向上します
血液がサラサラになれば、白血球やリンパ球も活性化します。そこからサイトカイン（免疫物質）が出て、抗炎症、抗腫瘍、抗菌、抗ウイルスなどに作用します。

これらの効能によって、理想体重の確保や呼吸器官、循環器官の改善をはたします。そのため、頭痛や全身の痛みなども解消されるのです。
もし、現在なんらかの病気があるなら、ファスティングを行なうことです。病気の改善に大きく寄与するでしょう。

ファスティングの注意点

私が推奨するのは「酵素断食」です。これは朝、昼、晩と3回に分けて、少量の野菜や果物などを口にしながら行なう半断食で、酸化を防止する力もあり、体にやさしいファスティングです。それでも、断食ですので注意点はあります。

①水分は十分に補給しましょう

ミネラル・ウォーターなど良質な水をたっぷり摂ることです。代謝が良くなり、体内の毒素が汗、尿、便になって、排泄されやすくなります。

②断食前、断食後の食事に注意しましょう

断食前日の食事は量を控えめにし、酵素の多い生野菜や果物を中心にします。断食直後の2食も生野菜サラダや果物を使ったジュース、すりおろした野菜など、消化が良く胃腸に負担をかけないものにします。胃腸を徐々に働かせるのです。その後は、通常の食事に戻してかまいません。

③好転反応が出ても、あわてないでください

好転反応とは、症状が改善する過程の副次的効果として、一時的に見られる症状の悪化です。ファスティングによる細胞の入れ替えで崩壊した細胞の物質が、血液になだれ込み、さらに肝臓から小腸の回腸へ流れることで起きます。また、新陳代謝の過程で、炎症が起きることもあります。

頭痛、肩こり、腰痛、吐き気、嘔吐、めまいなどがその症状ですが、細胞便秘の多い人ほど、その反応は強いのです。つらい場合は足湯や半身浴を行なえば、頭痛などは軽減します。あとは、生味噌を生野菜に塗って食べれば効果があります。好転反応は、ファスティングを続けるうちに徐々に薄らいていきます。毒が抜け、質の良い細胞に変わっていくからです。

本書で紹介するファスティングは初心者向けですから、好転反応は心配しなくてもだいじょうぶです。しかし、まちがえた断食方法や無理・急激な実施は禁物です。

酵素断食について

私の指導するファスティングは、おもに、がんや難病の患者さんを治療するための長期（数カ月）、中期（1〜3週間）、ショート・ファスティング（1週間以内）です。

本書では、初心者向けの「半日断食コース」と「1日断食コース」、すこしだけ本格的な「2日半断食コース」を紹介します。

この3コースは、健康を守るためのお試《ため》しコースですが、それでも断食ですので、自己流ではなく、ここに紹介する方法をきちんと守ってください。

紹介するメニューは、ほんの一例です。私の酵素断食には、梅干し、野菜、野菜のすりおろし、果物、重湯《おもゆ》などを適宜《てきぎ》組み合わせる数種類のメニューがあります。食物は少量ですが、酵素を含むものが中心で、その時々の体調に合わせ、患者さんに選択いただいていますが、本書では、基本中の基本を紹介してみます。

まずは、実践です。あなた自身の体で、ファスティングの効果を体験・体感してください。

鶴見式・半日断食コース

前日夜7時に夕食を食べ、翌日の昼まで食事を摂らない、これが半断食コースです。朝食を1回抜くだけの17時間のプチ断食ですが、胃腸が休まり、消化酵素の浪費が抑えられます。

この断食で摂るのは、質の良い水だけです。実施目標は、週に1回。週末でも、いつでも思い立った時に実行できます。

鶴見式・1日断食コース

疲労回復効果が高い、クエン酸豊富な梅干しを3食摂るのが、1日断食コースです。24時間の断食で疲れた胃腸が休まり、体内の毒素もしっかり排出できます。質の良い水分をたっぷりと摂ることが大事です。実施目標は、月に2回。

朝――梅干し1個。亜麻仁油大さじ1杯を直《じか》に飲む。
昼――梅干し1個。
夕――梅干し1個。大根おろし。キュウリとセロリ1本ずつ塩をつけて。

鶴見式・2日半断食コース

金曜の夜から月曜の朝まで、週末をまるまる使う酵素断食です。体の毒素がしっかり排出されることが実感できるはずです。思いきって実行してみる価値はあります。

1日にコップ10杯以上、質の良い水を摂りましょう。実施目標は、月に1回。

1日夕——梅干し1個。野菜すりおろし（大根5センチ、ショウガ3センチ、ニンジン3分の1本、キュウリ1本。以下同じ）に、ドレッシング（しょうゆ少々、黒酢少々、亜麻仁油大さじ1、羅漢果《らかんか》顆粒小さじ1）をかける。

2日朝——梅干し1個。野菜すりおろしにドレッシング。すりおろしの代わりにスティックでも可。果物1種類（バナナ1本やリンゴ半分など）。

2日昼——梅干し1個。野菜すりおろしにドレッシング。

2日夕——梅干し1個。野菜すりおろしにドレッシング、あるいは野菜と果物の生ジュース（数種類）にドレッシング、もしくは生野菜サラダ（食物繊維も含め200〜400ミリリットル、繊維も一緒に摂る）。

3日朝・昼・夕——2日と同じ。

4日朝――梅干し1個。野菜すりおろしにドレッシング、もしくは野菜と果物の生ジュース（2日夕と同じ）。さらに果物を1～2種類摂る（リンゴすりおろしでも可）。

おわりに

最後まで本書をお読みいただき、ありがとうございました。酵素の正体、そして、それがどれくらい健康にかかわっているか、おわかりいただけたと思います。

現在、老化・寿命の原因として、「酸化ストレス説」「テロメア説」「老化遺伝子説」が有力です。テロメアは二〇〇九年、ノーベル医学・生理学賞受賞を機に、一躍有名になりました。しかし、これらはあくまで老化・寿命の中間原因で、最大の原因は、それらをも支配している「酵素寿命説」です。潜在酵素（体内酵素）の量が、老化も寿命も決めているのです。

その大事な酵素は、今あなたにどれくらい存在しているでしょうか。最後に、体内の「酵素力」判定テストを添えました。ここに記載した症状は、いずれも酵素不足によって引き起こされる不調です。酵素不足の判定が出た人は、今日から生の野菜、果物をたっぷりと摂る「酵素生活」を送りましょう。

なお、このテストは日時をあけて何度も、そして定期的に行なってください。

体内の「酵素力」判定テスト

※日頃感じている症状に○を入れてください。

項目	回答	項目	回答
頭痛がする 頭が重い		便秘症 便が臭い	
めまい 耳鳴り		オナラが臭い	
不眠 夜中に目が覚める		ゲップ、胸焼けがする 胸が時々痛む	
眼が充血する 眼のかゆみ、はれ、クマができる		食後すぐに眠くなる 昼間に眠くなる	
くしゃみ、鼻水 鼻づまりしやすい		関節痛、腰痛 首痛、坐骨《ざこつ》神経痛がある	
せきがよく出る のどがはれやすい		むくみがある 下肢が冷える	
舌、歯肉、唇がはれる 舌が白い		頻尿《ひんにょう》 尿の出が悪い	
じんましん、発疹 にきび、肌のかゆみが出る		学習能力、集中力がない 物忘れしやすい	
多汗 寝汗が多い		落ち着きがない イライラして怒りっぽい	
無汗 寝汗がない		慢性的な疲労感がある	
動悸《どうき》 胸の痛みがある		脱力感がある 無気力になりやすい	
下痢症 便の形が悪い、お腹が張る		(女性の場合) 生理不順、または生理痛が重い	

○が0個……酵素が十分にあり、いたって健康です

○が1〜3個……酵素力はふつうのレベルです。
日時をあけて再度、テストしてみてください

○が4〜6個……消化酵素が不足しています。
鶴見式・半日(あるいは1日)断食コースをすすめます

○が7個以上……消化酵素、代謝酵素ともに大幅に不足しています。
鶴見式・2日半断食コースが必要です

参考文献

『酵素栄養学講座テキスト』 鶴見酵素栄養学協会
『Enzyme Nutrition』 Edward Howell,M.D.
『Updated Articles of National Enzyme company』 Dr.Rohit Medheekar
『Digestive Enzymes』 Rita Elkins,M.H
『The healing Power of Enzymes』 DicQie Fuller,Ph.D.,D.Sc
『The Enzyme Cure』 Lita Lee,Ph.D
『Enzyme Therapy Basics』 Friedrich W.Dittmar,M.D. and Jutta Wellmann
『Colon Health』 Norman W.Walker,D.Sc.,Ph.D
『Enzymes Enzyme Therapy』 Dr.Anthony J.Cichoke
『Tissue Cleansing Through Bowel Management』 Dr.Bernard Jensen
『Alternative Medicine Definitive Guide to Cancer』 W.John Diamond, M.D. and W.Lee Cowden.M.D. with Burton Goldberg
『Oral Enzymes:Facts & Concepts』 M.Mamadou,Ph.D
『Absorption of Orally Administered Enzymes』 M.L.G Gardner & K-J. Steffens
『腸内革命』 森下芳行 （ごま書房）
『常識破りの超健康革命』 松田麻美子 （グスコー出版）
『フィット・フォー・ライフ』 ハーヴィー・ダイアモンド、マリリン・ダイアモンド著 松田麻美子訳 （グスコー出版）
『医者も知らない酵素の力』エドワード・ハウエル著 今村光一訳 （中央アート出版社）
『最強の福音! スーパー酵素医療』 鶴見隆史 （グスコー出版）
『長生きの決め手は「酵素」にあった』 鶴見隆史 （KAWADE夢新書）
『「酵素」が病気にならない体をつくる!』 鶴見隆史 （青春文庫）
『酵素で腸年齢が若くなる!』 鶴見隆史 （青春出版社）
『病気にならない腹６分目健康法』 鶴見隆史 （中経の文庫）
『「酵素」が免疫力を上げる!』 鶴見隆史 （永岡書店）
『Dr.鶴見の体の中からきれいにする酵素ごはん』 鶴見隆史 （メディアファクトリー）

切りとり線

★読者のみなさまにお願い

この本をお読みになって、どんな感想をお持ちでしょうか。祥伝社のホームページから書評をお送りいただけたら、ありがたく存じます。今後の企画の参考にさせていただきます。また、次ページの原稿用紙を切り取り、左記まで郵送していただいても結構です。

お寄せいただいた書評は、ご了解のうえ新聞・雑誌などを通じて紹介させていただくこともあります。採用の場合は、特製図書カードを差しあげます。

なお、ご記入いただいたお名前、ご住所、ご連絡先等は、書評紹介の事前了解、謝礼のお届け以外の目的で利用することはありません。また、それらの情報を6カ月を越えて保管することもありません。

〒101-8701（お手紙は郵便番号だけで届きます）
祥伝社　新書編集部
電話03（3265）2310
祥伝社ブックレビュー　www.shodensha.co.jp/bookreview

★本書の購買動機（媒体名、あるいは○をつけてください）

＿＿＿＿新聞の広告を見て	＿＿＿＿＿誌の広告を見て	＿＿＿＿＿の書評を見て	＿＿＿＿＿のWebを見て	書店で見かけて	知人のすすめで

★100字書評……「酵素」の謎

名前
住所
年齢
職業

鶴見隆史　つるみ・たかふみ

鶴見クリニック院長、医師、日本における酵素栄養学の第一人者。1948年、石川県生まれ。金沢医科大学医学部卒業、浜松医科大学にて研修勤務。東洋医学、鍼灸、筋診断法、食養法などを追究。また、アメリカ・ヒューストンでヒューラ博士などから酵素栄養学を学ぶ。病気の大きな原因は「食生活」にあるとして、酵素栄養学にもとづく治療を研究・実践している。『「酵素」が免疫力を上げる！』(永岡書店)、『Dr.鶴見の体の中からきれいにする酵素ごはん』(メディアファクトリー)など、酵素についての著書多数。

「酵素《こうそ》」の謎《なぞ》

なぜ病気《びょうき》を防《ふせ》ぎ、寿命《じゅみょう》を延《の》ばすのか

鶴見隆史《つるみたかふみ》

2013年3月10日　初版第1刷発行
2021年2月10日　　第9刷発行

発行者……………辻 浩明

発行所……………祥伝社《しょうでんしゃ》
〒101-8701　東京都千代田区神田神保町3-3
電話　03(3265)2081(販売部)
電話　03(3265)2310(編集部)
電話　03(3265)3622(業務部)
ホームページ　www.shodensha.co.jp

装丁者……………盛川和洋
印刷所……………萩原印刷
製本所……………ナショナル製本

Printed in Japan　ISBN978-4-396-11314-8　C0247

〈祥伝社新書〉
医学・健康の最新情報を読む!

190
発達障害に気づかない大人たち
ＡＤＨＤ・アスペルガー症候群・学習障害……全部まとめてこれ一冊でわかる!
福島学院大学教授 星野仁《よし》彦《ひこ》

237
発達障害に気づかない大人たち〈職場編〉
職場にいる「困った社員」。実は発達障害かもしれない
福島学院大学教授 星野仁《よし》彦《ひこ》

297
糖尿病になる人 痛風になる人
2大生活習慣病が2時間でわかる! 取り返しのつかないことになる前に、どうするか!?
医師 大和田 潔

304
「医療否定」は患者にとって幸せか
「がんは治療しないほうがいい」など「医療悪玉説」への反論!
元・神鋼病院内科部長 村田幸《ゆき》生《お》

307
肥満遺伝子 やせるために知っておくべきこと
太る人、太らない人を分けるものとは? 肥満の新常識!
順天堂大学大学院教授 白澤卓二